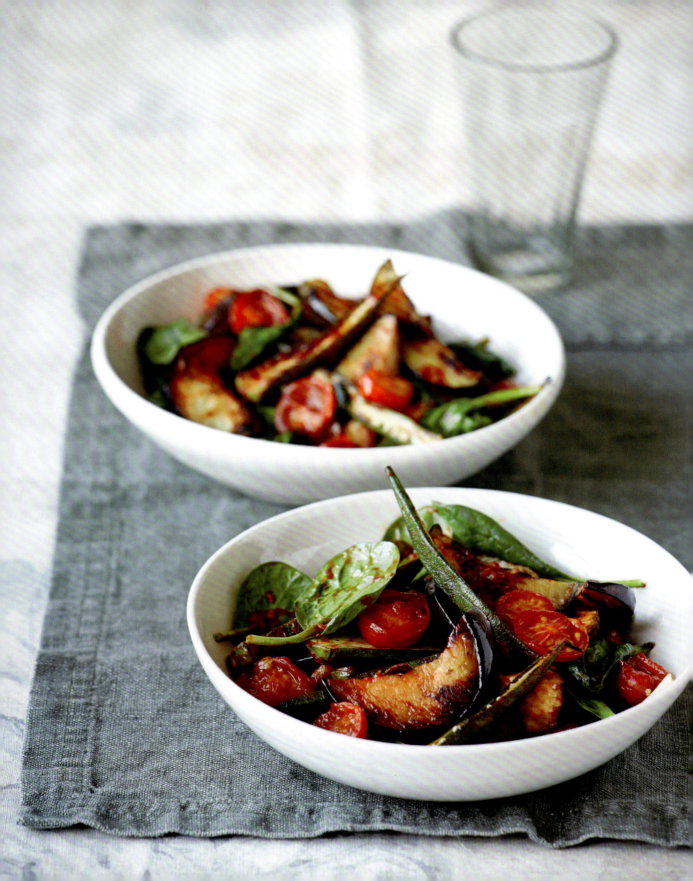

Prof. Mohammed Keshtgar
mit Dr. Claire Robertson *und* Dr. Miriam Dwek

Das Brustkrebs-KOCHBUCH

100 Rezepte zur Prävention, Therapie und Nachsorge

Aus dem Englischen von Brigitte Rüßmann
und Wolfgang Beuchelt

Rezepte von Emily Jonzen
Fotografien von Jan Baldwin

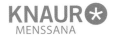

Hinweis zu den Rezepten

Der Gehalt an Kalorien, Fett, gesättigten Fettsäuren, Zucker und Salz aller Rezepte wurde analysiert und pro 100 g und pro Portion ausgerechnet, um sicherzustellen, dass sie zu einer gesunden und ausgewogenen Ernährung passen.

Bei Löffelangaben handelt es sich, falls nicht anders angegeben, immer um gestrichene Löffel:
1 TL = 5 ml
1 EL = 15 ml

Bitte verwenden Sie, falls nicht anders angegeben, immer frische Kräuter und frisch gemahlenen Pfeffer.

Wo nicht anders angegeben, verwenden Sie bitte mittelgroße Eier (Größe M). Schwangere oder gesundheitlich vorbelastete Personen sollten den Verzehr von rohem Eiweiß oder nur leicht gekochten Eiern vermeiden.

Verwenden Sie nur die Schalen von unbehandelten Zitrusfrüchten.

Die Zeit- und Temperaturangaben sind Richtlinien und beziehen sich auf Umluftherde. Bei Ober- und Unterhitze erhöhen Sie die Temperatur um rund 15 °C. Überprüfen Sie die Ofentemperatur mithilfe eines Ofenthermometers.

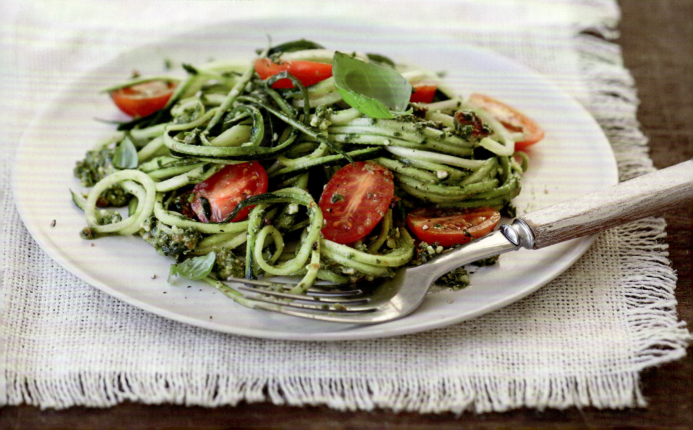

Inhalt

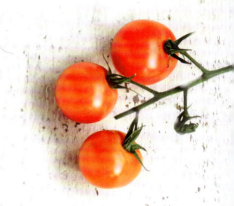

Einleitung 6

Frühstück 20

Suppen 40

Salate 60

Fisch und Meeresfrüchte 82

Fleisch und Geflügel 102

Vegetarisches 122

Süßes und Desserts 144

Getränke 164

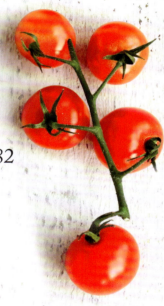

Bibliografie 170

Nützliche Websites 171

Verzeichnis der Rezepte 172

Einleitung

»Ich habe festgestellt, dass die Mehrzahl der Brustkrebspatientinnen eine aktive Rolle in der Behandlung übernehmen möchte, sobald sie den Schock der Diagnose überwunden haben. Ernährung und Lebensweise sind die beiden Bereiche, die sie sofort und relativ einfach verändern können.«

Vielleicht lesen Sie dieses Buch, weil bei Ihnen vor Kurzem oder schon vor einiger Zeit Brustkrebs diagnostiziert wurde. Oder Sie sind überzeugt, ein höheres Brustkrebsrisiko zu haben, weil eine oder mehrere Ihrer Verwandten von Brustkrebs betroffen sind. Vielleicht sind Sie aber auch gesund und fit und möchten einfach etwas für Ihre Gesundheit tun.

Zusammen mit meinen Kollegen habe ich dieses Buch geschrieben, weil ich immer mehr davon überzeugt bin, dass Ernährung und Lebensstil wichtige Faktoren bei der Entstehung von Brustkrebs sind. Über die Jahre habe ich unzählige Frauen – und auch einige Männer – mit Brustkrebs behandelt. Nach meiner Erfahrung möchte die Mehrzahl der Brustkrebspatientinnen, sobald sie den Schock der Diagnose überwunden haben, eine aktive Rolle in ihrer Behandlung übernehmen, denn der Kontrollverlust ist für sie unerträglich.

Häufig fragen mich Patientinnen, wie sie ihrem Körper im Kampf gegen die Krankheit helfen können. Ernährung und Lebensweise sind die beiden Bereiche, die man sofort und relativ einfach verändern kann.

Vielen Patientinnen tut es gut, Verantwortung für sich selbst zu übernehmen. Zudem stärkt es Kampfeswillen und Selbstwertgefühl und ermöglicht ihnen, die Behandlung besser anzunehmen. Dazu kommt, dass es große Fortschritte in der Behandlung von Brustkrebs gibt. Die Diagnose Brustkrebs muss heute kein Todesurteil mehr bedeuten. Tatsächlich wartet auf einen Großteil der Patientinnen nach der Behandlung die volle Genesung.

Rund 30 % aller Krebsarten und ihrer Folgeschäden werden von fünf Risikofaktoren beeinflusst: zu hohe Nahrungsaufnahme, hoher Body-Mass-Index, geringer Verzehr von Obst und Gemüse, Bewegungsmangel, Tabak- und Alkoholgenuss.

> Rund 30 % aller Krebsarten werden von fünf Risikofaktoren beeinflusst. Dies sind übermäßige Nahrungsaufnahme, Übergewicht, geringer Verzehr von Obst und Gemüse, Bewegungsmangel, Tabak- und Alkoholgenuss.«

Die Faktoren sind einzeln weder ursächlich noch schützend, aber es gibt Wechselwirkungen zwischen vielen dieser Faktoren.

Essen und Trinken sind ein wichtiger Bestandteil des Lebens. Wir sind, was wir essen, und unser Lebensstil kann zu unserem Wohlbefinden beitragen, aber auch zur Entstehung von Krebs. Wir können aber unsere Ernährung verändern und dadurch das Risiko beeinflussen, Brustkrebs zu entwickeln. Die Veränderung unserer Ernährungsgewohnheiten wirkt sich dabei aber nicht nur auf das Brustkrebsrisiko aus. Es gibt Belege dafür, dass es bei Brustkrebspatientinnen, die erfolgreich behandelt wurden und die ihre Lebensgewohnheiten umgestellt haben, seltener zu Wiedererkrankungen kommt. Man schätzt, dass allein durch eine Ernährungsumstellung bis zu 9 % aller Krebserkrankungen verhindert werden könnten, laut Berichten aus der Forschung rund 5 % durch gesundes Körpergewicht.

Natürlich braucht eine Ernährungsumstellung Zeit, wenn sie dauerhaft sein soll und man sich damit wohlfühlen will. Wenn man beispielsweise lange Zeit wenig Obst und Gemüse gegessen hat, dafür aber viel Süßes wie Kuchen, und dies jetzt ändern will, braucht man Zeit, bis sich der Appetit umstellt – aber irgendwann tut er das, wenn man am Ball bleibt. Das bedeutet aber auch, dass die Verbesserung von Wohlbefinden und Gesundheit nicht von jetzt auf gleich erfolgt.

Was ist Brustkrebs?

Gesundes Gewebe besteht aus unterschiedlichen Zelltypen, die zusammen Organe – wie etwa die Brust – bilden. Die DNS (das Erbgut) kontrolliert, was in den Zellen passiert. Wenn sich die DNS verändert (ein Prozess namens Mutation), kann dies dazu führen, dass Zellen unkontrolliert wachsen und daraus Krebs entsteht.

Brustkrebs ist die bei Frauen mit Abstand am häufigsten auftretende Krebsart. Jährlich wird bei 1,5 Millionen Frauen weltweit Brustkrebs diagnostiziert. Die meisten entwickeln Brustkrebs nach der Menopause, aber zwei von zehn Patientinnen sind unter 50 Jahre alt. In Großbritannien erkrankt derzeit durchschnittlich eine von acht Frauen an Brustkrebs, die das 85. Lebensjahr erreicht (12,5 %). Dank erheblicher Fortschritte in der Medizin und Biochemie sind 85 % der mit Brustkrebs diagnostizierten Patientinnen auch fünf Jahre nach der Diagnose weiterhin am Leben.

Risikofaktoren

Brustkrebs ist eine multifaktorielle (komplexe) Erkrankung, und obwohl ihre eigentlichen Ursachen nicht geklärt sind, legt die Forschung nahe, dass es genetische, biologische, umwelt-, ernährungs- und lebensstilbedingte Risikofaktoren für sie gibt. Auch die Fortpflanzungsgeschichte einer Frau spielt eine Rolle. So kann etwa eine größere Gesamtzahl von Regelblutungen durch frühes Einsetzen der Menstruation oder spätes Einsetzen der Wechseljahre, aber auch eine geringe Kinderzahl das Risiko beeinflussen. Ebenso zählen Übergewicht und Alkoholkonsum zu den Risikofaktoren. Allen gemeinsam ist ihre Auswirkung auf das weibliche Sexualhormon Östrogen, das Rezeptormoleküle in den Brustzellen bindet und die Zellteilung vorantreibt; eine erhöhte Zellteilungsrate erhöht aber die Gefahr, an Brustkrebs zu erkranken. Indem man verhindert, dass der Körper zu lange Östrogen ausgesetzt wird, kann das Brustkrebsrisiko gemindert werden.

Bei der Hormonersatztherapie (HET) erhalten Frauen medikamentös Hormone, die die Eierstöcke nach der Menopause nicht mehr produzieren. Dies geschieht meist zur Reduzierung von Wechseljahresbeschwerden wie Hitzewallungen oder Energiemangel. HET erhöht aber auch das Risiko, an Brust- oder Eierstockkrebs zu erkranken: Je länger die HET andauert, desto höher das Risiko. Die gute Nachricht ist allerdings, dass bei Frauen, die die HET absetzen, innerhalb von fünf Jahren das Risiko wieder auf Normalniveau sinkt. Daneben spielen aber auch Erbfaktoren eine Rolle. Rund 5–10 % aller Brustkrebserkrankungen gehen auf ererbte mutierte Gene zurück. Die häufigsten sind die Gene BRCA1 und BRCA2. Wenn man ein fehlerhaftes Gen hat, bedeutet dies nicht zwangsläufig, dass man an Brustkrebs erkranken wird, aber man hat ein erhöhtes Risiko. Von 100 Frauen mit fehlerhaften Genen entwickeln 50 bis 85 irgendwann in ihrem Leben Brustkrebs.

Sollten in Ihrer Familie bereits mehrere Brust- und Eierstockkrebserkrankungen aufgetreten sein, können Sie sich per Bluttest auf fehlerhafte Gene testen lassen. Man spricht dabei von einem erhöhten familiären Krebsrisiko. Günstig ist in diesem Fall, wenn eine noch lebende Brust- oder Eierstockkrebspatientin für einen vergleichenden Gentest zur Verfügung steht, es ist aber nicht zwingend notwendig. Wird bei Ihnen ein fehlerhaftes Gen gefunden, kann beispielsweise eine präventive Mastektomie vorgenommen werden. (Der

> »Zu den Risikofaktoren für Brustkrebs zählen unter anderem eine höhere Anzahl von Menstruationszyklen, Antihormontherapie, geringe Kinderzahl, nicht gestillt zu haben, Übergewicht, Alkoholkonsum sowie ererbte fehlerhafte Gene.«

Fall der Schauspielerin Angelina Jolie sorgte dafür, dass die Gentests einer breiteren Öffentlichkeit bekannt wurden.) Eine zweite Möglichkeit ist die Prävention durch Antihormontherapie, bei der die körpereigenen Hormone durch Medikamente ausgeschaltet werden. Eine dritte Alternative ist die Teilnahme an alljährlichen Vorsorgeuntersuchungen.

Behandlungsmöglichkeiten bei Brustkrebs

Sollte bei Ihnen Brustkrebs diagnostiziert worden sein, könnte man Ihnen je nach Ausprägung des Tumors und Ihrer persönlichen Bedürfnisse verschiedene Behandlungsmöglichkeiten anbieten. Zu diesen Möglichkeiten zählen Operationen, bei denen entweder die Brust erhalten bleibt und der Tumor entfernt wird *(Lumpektomie)* oder die ganze Brust abgenommen wird *(Mastektomie)*.

Eine **Strahlentherapie**, bei der man die Krebszellen mithilfe ionisierender Strahlen abtötet, kann präventiv nach Operationen eingesetzt werden. Dabei müssen die Patientinnen 4–5 Wochen lang täglich die Klinik oder einen Strahlentherapeuten aufsuchen, bei dem sie jeweils mehrere Minuten lang behandelt werden.

Bei der **Antihormontherapie** verhindern Medikamente die Produktion der körpereigenen Geschlechtshormone bzw. blockieren deren Wirkung. Diese Therapie wird empfohlen, wenn der Krebs hormonabhängig wächst, was nach einer Operation anhand von Gewebeproben überprüft werden kann.

Chemotherapie tötet die Krebszellen durch die Kombination verschiedener Medikamente ab. Sie kann als Einzeltherapie oder in Kombination mit anderen Behandlungsmethoden zum Einsatz kommen. Häufig erfolgt Chemotherapie im Dreiwochenrhythmus intravenös und ist sehr erfolgreich. Viele Patientinnen vertragen die Chemotherapie gut und können währenddessen normal weiteressen. Ein kleiner Anteil leidet allerdings an einer oder mehreren Nebenwirkungen, die sich auf die Nahrungsaufnahme auswirken. Daher wollen wir uns die Chemotherapie genauer ansehen.

Während der Chemotherapie ist es wichtig, regelmäßig (wenn auch kleine Portionen) zu essen und ausreichend zu trinken. Leider kann sich die Chemotherapie aber auf den Appetit auswirken, was oft kurz nach Verabreichung der

»Über die Jahre sind bei Behandlung von Brustkrebs enorme Fortschritte gemacht worden, vor allem auf den Gebieten der Operationstechnik, Bestrahlung, Antihormontherapie und bei der Chemotherapie.«

»Chemotherapie tötet die Krebszellen durch die Kombination verschiedener Medikamente ab. Viele Patientinnen vertragen die Chemotherapie gut und können währenddessen normal weiteressen. Ein kleiner Anteil leidet allerdings an einer oder mehreren Nebenwirkungen, die sich auf die Nahrungsaufnahme auswirken. Es gibt allerdings Mittel, die gegen diese Nebenwirkungen helfen.«

Medikamente geschieht und mit Übelkeit und Erbrechen verbunden sein kann. Diese Beschwerden lassen sich aber medikamentös behandeln und geben sich meist nach einigen Tagen wieder.

Eine andere mögliche Nebenwirkung, die das Essen sehr schmerzhaft gestaltet, ist die Entzündung der Mundschleimhaut. Ein Verzicht auf stark gewürzte, saure oder scharfe Nahrung kann hier hilfreich sein. Bei einer Entzündung im Rachen, bei der das Schlucken schwerfällt, greifen manche Patientinnen auf Suppen und halbfeste Nahrung zurück. Manchmal kommt es auch zu einer Veränderung des Geschmacksempfindens, da sich die Chemotherapie auf die Geschmacksknospen auswirkt. Die Speisen schmecken dann fade. In dieser Situation kann es helfen, kräftige Gewürze zu verwenden.

Chemotherapie kann aber auch die Darmaktivität beeinflussen und zu Durchfall oder Verstopfung führen. Wenn die Medikamente die Darmflora so beeinträchtigen, dass es zu Durchfall kommt, ist es wichtig, auf eine ausreichende Flüssigkeitsversorgung des Körpers zu achten. Verstopfung tritt hingegen meist bei Bewegungsmangel oder der Einnahme von Schmerzmitteln oder Medikamenten gegen Übelkeit und Brechreiz auf. Dem kann man entgegenwirken, indem man auch hier viel trinkt und ballaststoffreiche Nahrung wie Obst und Gemüse zu sich nimmt.

Erstaunlicherweise nehmen die meisten Patientinnen während der Chemotherapie eher ein wenig zu, statt Gewicht zu verlieren. Das liegt an verschiedenen Faktoren wie eingeschränkter körperlicher Aktivität, Trostessen und den Nebenwirkungen der Steroide, die den Appetit anregen und dazu führen, dass der Körper Wasser einlagert. Daher ist es wichtig, sich während der Therapie – wie in diesem Buch beschrieben – ausgewogen und gesund zu ernähren. Im Anschluss an die Chemotherapie können die meisten Patientinnen die zusätzlichen Pfunde durch mehr Bewegung und das Beibehalten der gesunden Ernährungsweise schnell wieder verlieren.

Einfluss von Lebens- und Ernährungsweise

Internationale Studien zur geografischen Verteilung von Brustkrebserkrankungen weisen auf einen Zusammenhang mit Lebens- und Ernährungsweise hin. In Nordeuropa liegt der Anteil an Brustkrebserkrankungen beispielsweise dreimal höher

»Internationale Studien zur geografischen Verteilung von Brustkrebserkrankungen weisen darauf hin, dass sich Lebens- und Ernährungsweise sowie Umweltbedingungen auf das Brustkrebsrisiko auswirken.«

als in Asien. Studien zeigen, dass sich das Brustkrebsrisiko bei Völkern, die aus einem Land mit geringem Brustkrebsrisiko (wie etwa Japan) in ein Land mit hohem Brustkrebsrisiko (wie etwa die USA) auswanderten, innerhalb von wenigen Generationen dem der Gastgebernation anpasste. Das deutet stark darauf hin, dass Ernährung, Lebensweise und Umweltfaktoren eine wichtige Rolle in Bezug auf das Brustkrebsrisiko spielen.

Zudem deutet die epidemiologische Forschung darauf hin, dass die mediterrane Ernährungsweise das Brustkrebsrisiko senken kann. Eine eingehende Untersuchung – die sich über einen Zeitraum von elf Jahren erstreckte und im Jahr 2000 endete – von 330 000 Frauen aus zehn europäischen Ländern zeigte, dass durch mediterrane Ernährung und Verzicht auf Alkohol das Risiko, nach der Menopause an Brustkrebs zu erkranken, leicht gesenkt war.

Unsere Forschung konzentriert sich darauf, welche Auswirkungen Ernährung und Lebensweise auf das Wiederauftreten von Brustkrebs haben. Derzeit koordinieren wir die bis dato größte Ernährungsstudie an Brustkrebspatientinnen in Großbritannien. Sie heißt DietCompLyf und umfasst 3000 Patientinnen in 56 NHS-Krankenhäusern. Wir erwarten, dass die Studie schon in naher Zukunft Ergebnisse bringen wird.

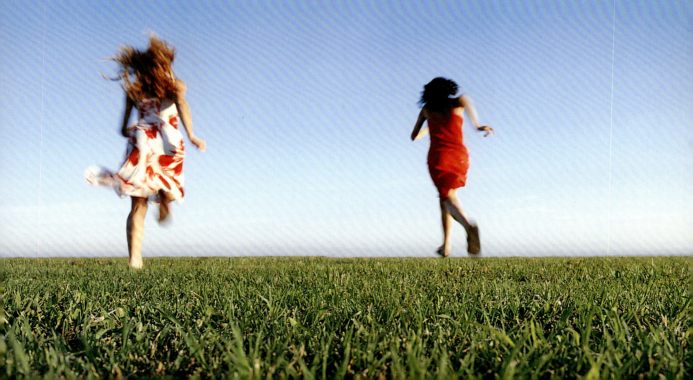

Körpergewicht Es gibt einen eindeutigen Zusammenhang zwischen Body-Mass-Index (BMI) und Brustkrebs. Übergewicht und eingelagertes Bauchfett (Stammfettsucht) erhöhen das Risiko für postmenopausalen Brustkrebs, Gewichtszunahme nach dem 20. Lebensjahr sowie Gewichtszunahme in mittleren Jahren erhöhen das Brustkrebsrisiko ebenfalls. Dieser Zusammenhang scheint bei Brustkrebsdiagnosen vor oder bis zum Alter von 50 Jahren stärker zu sein. Daher ist es wichtig, in dieser Lebensphase fit zu bleiben und das Gewicht zu kontrollieren. Ohne Zweifel helfen dabei eine ausgewogene Ernährung und Bewegung.

Körperliche Betätigung Regelmäßige Bewegung kann die Gesundheit verbessern. Sie hilft, das Gewicht zu kontrollieren, senkt das Risiko für Herzerkrankungen und kann den Blutdruck stabilisieren. Sie stärkt aber auch das psychische Wohlbefinden, indem sie den Endorphinspiegel (die »Glückshormone«) erhöht. Körperliche Betätigung hilft zudem, die Knochen gesund und kräftig zu erhalten. Dies gilt besonders für gewichtsorientierte körperliche Aktivitäten wie Walking oder leichtes Joggen. Diese Art der Aktivität ist besonders für Brustkrebspatientinnen hilfreich, die im Rahmen einer Antihormontherapie mit *Aromatasehemmern* behandelt werden, deren Langzeitanwendung Osteoporose begünstigen kann.

Obwohl dies ein schwieriges Forschungsgebiet ist, belegen diverse Studien einen Zusammenhang zwischen Bewegung und einem reduzierten Krebsrisiko, besonders bei Brust- und Darmkrebs. Beachtenswert ist hierbei besonders, dass häufige körperliche Aktivität das Risiko einer postmenopausalen Brustkrebserkrankung senkt. Das Gesundheitsministerium rät daher, mindestens 150 Minuten pro Woche moderat zu trainieren oder 75 Minuten pro Woche ein Training mit höherer Intensität zu absolvieren. Das Training sollte auf mehrere Tage verteilt werden.

Alkoholkonsum steht anscheinend sowohl mit dem Risiko einer Brustkrebserkrankung als auch mit dem Risiko ihres Wiederauftretens in Zusammenhang und scheint sowohl unabhängig von der Alkoholsorte zu sein, die man konsumiert, als auch davon, ob die Menopause bereits eingesetzt hat. Seit den frühen 1980er-Jahren haben zahlreiche Studien diesen Zusammenhang erforscht. Selbst bei Frauen, die wenig trinken, scheint das Risiko leicht erhöht zu sein, und nimmt mit stei-

»Eine ausgewogene Ernährung und regelmäßige körperliche Betätigung senken nicht nur das Risiko, an Brustkrebs zu erkranken, sondern auch das Risiko für Darmkrebs und für Herz-Kreislauf-Erkrankungen, und sie verbessern die Knochengesundheit.«

> »Alkoholkonsum steht anscheinend sowohl mit dem Risiko, an Brustkrebs zu erkranken, in Zusammenhang als auch mit dem Risiko seines Wiederauftretens. Es gibt Belege dafür, dass Alkoholkonsum für Menschen, bei denen Brustkrebs diagnostiziert wurde, nicht ratsam ist.«

gender Alkoholmenge zu. Frauen, die drei oder mehr alkoholische Getränke pro Tag konsumieren, haben ein um 40–50 % höheres Risiko, an Brustkrebs zu erkranken.

Die genauen Mechanismen, wie Alkohol das Brustkrebsrisiko erhöht, sind noch unklar. Man vermutet aber einen »Sekundäreffekt« – wie etwa den, dass Alkohol die Fähigkeit der Leber mindert, Östrogen aus dem Blut zu filtern, was zu erhöhten Östrogenwerten führt; da Östrogen das Wachstum von Brustkrebs anregen kann, könnte dies das Brustkrebsrisiko erhöhen. Zudem könnten Abbauprodukte des Alkohols möglicherweise Mutationen fördern, indem sie die Proteine beeinflussen, die normalerweise die Zell-DNS schützen und reparieren.

Moderater Alkoholkonsum kann aber möglicherweise gegen Herz-Kreislauf-Erkrankungen schützen. Ist eine Patientin jedoch an Brustkrebs erkrankt, sollte sie möglichst völlig auf Alkohol verzichten.

Besondere Ernährungsformen und Brustkrebs

Wir wissen, dass Ernährungs- und Lebensweise helfen können, Brustkrebs und sein Wiederauftreten, aber auch das Auftreten anderer Krankheiten zu verhindern. In den letzten Jahren finden sich in der Presse immer mehr Berichte darüber, dass bestimmte Nahrungsmittel Krebs begünstigen und andere davor schützen können. Nicht alle diese Berichte stützen sich auf gesicherte Studien, daher hier ein paar Fakten.

Nahrungsfette
Es gibt Hinweise darauf, dass der Fettkonsum insgesamt, also auch der Konsum gesättigter Fettsäuren, sowohl mit dem Risiko eines postmenopausalen Brustkrebses als auch mit der Überlebenschance bei einer Brustkrebsdiagnose im Zusammenhang steht. Gesättigte Fettsäuren finden sich in Butter, Margarine und Bratölen, aber auch in Fleisch. Zudem sind die »versteckten Fette« in Kuchen, Keksen und Snacks meist gesättigte Fettsäuren.

Zucker und Kohlenhydrate
In den letzten Jahren deuteten einige Studien auf einen Zusammenhang zwischen Kohlenhydratverzehr und Brustkrebsrisiko hin. Eine genaue Analyse dieser Studien stützt diese These allerdings nicht.

»Bisher gibt es keine Belege, dass der Verzehr von Milch oder Milchprodukten das Brustkrebsrisiko erhöht. Dasselbe gilt für Fleischprodukte. Mageres Fleisch in Maßen und im Rahmen einer gesunden Ernährung gilt bisher als sicher.«

Milchprodukte Entgegen anderslautender Medienberichte gibt es keine wissenschaftlichen Belege für einen Zusammenhang zwischen Milch / Milchprodukten und dem Risiko, an Brustkrebs zu erkranken, oder Belege für negative Auswirkungen nach einer Brustkrebsdiagnose. Dieser weitverbreitete Irrglaube rührt daher, dass in Ländern mit niedriger Brustkrebsrate – wie etwa China – weniger Milch und Milchprodukte verzehrt werden. Die derzeitige Forschung geht aber davon aus, dass dies durch die vorwiegend andere Lebensweise begründet ist.

Da Milch ein komplexes Nahrungsmittel ist, das Vitamine, Mineralien, Kohlenhydrate, Fette und Proteine enthält, ist es in Human- und Laborstudien nur schwer zu untersuchen. Einige Laborstudien deuten an, dass bestimmte Milchproteine das Zellwachstum stimulieren könnten. Diese Ergebnisse waren in Studien mit Menschen jedoch nicht zu reproduzieren. Ganz im Gegenteil konnte sogar ein Zusammenhang zwischen hohem Milchproduktverzehr und einem reduzierten Risiko für postmenopausalen Brustkrebs nachgewiesen werden. Da Milchprodukte eine wichtige Quelle für Kalzium sind, das für gesunde Knochen unverzichtbar ist, scheint ein moderater Verzehr fettarmer Milchprodukte ratsam.

Fleischkonsum Studien zum Verzehr von Fleisch und Geflügel haben bisher nur widersprüchliche Ergebnisse geliefert. Derzeit deutet vieles darauf hin, dass der moderate Verzehr von nicht verarbeitetem Fleisch als Teil einer ausgewogenen Ernährung unproblematisch ist (siehe S. 18).

Obst, Gemüse und Ballaststoffe Es ist gut möglich, dass Obst und Gemüse eine vor Krebs schützende Wirkung haben, denn sie sind reich an Antioxidantien und Vitaminen wie etwa Vitamin C, E und Folsäure. Zudem sind sie wichtige Ballaststofflieferanten. Antioxidantien verhindern den chemischen Prozess der Oxidation, bei dem Sauerstoff mit anderen Stoffen reagiert und Oxidationsprodukte entstehen. Es ist erwiesen, dass diese Oxidationsprodukte das Erbgut der Zellen schädigen, was letztlich zur Entstehung von Krebs führen kann. Trotz dieses eindeutigen Schutzeffekts gibt es bisher nur wenige Belege dafür, dass der Verzehr von Obst und Gemüse das Brustkrebsrisiko senken kann; auch hier sind weitere Studien nötig. Im Hinblick auf Ballaststoffe weisen Studien darauf hin, dass eine ballaststoffreiche Ernährung das Brustkrebsrisiko wahrscheinlich senkt.

»Sojareiche Nahrungsmittel wie Edamame, getrocknete Sojabohnen, Tofu, Miso und Sojamilch enthalten Phytoöstrogene, Pflanzenstoffe, die sich ähnlich wie das menschliche Sexualhormon Östrogen verhalten. Man vermutet, dass sie das Wachstum von Krebszellen verhindern und dadurch eine schützende Wirkung haben.«

Phytoöstrogene Soja ist eines der wichtigsten und am häufigsten verzehrten Lebensmittel Asiens. Er wird als Bohne, als Zerealie, in Form von Tofu, als Grüngemüse und als Sojamilch verzehrt. Soja ist reich an Pflanzenstoffen, deren Moleküle dem weiblichen Sexualhormon Östrogen ähneln und daher Phytoöstrogene genannt werden. Sie können sich – wie menschliches Östrogen – an Zellrezeptoren anlagern und so verhindern, dass Östrogen an diese Rezeptoren andockt. Daher vermutet man, dass Phytoöstrogene, indem sie das Wachstum der Krebszellen verhindern, eine schützende Wirkung gegen Brustkrebs haben könnten.

Wissenschaftler haben versucht, einen Zusammenhang zwischen dem Verzehr von Soja, fermentiertem Soja (z. B. Tofu) und einem reduzierten Brustkrebsrisiko oder niedrigeren Wiedererkrankungsraten nachzuweisen. Sowohl für westliche als auch für asiatische Bevölkerungsgruppen deuten einige Studien in diese Richtung.

Der Fall wird etwas komplexer, wenn bei einer Patientin bereits Brustkrebs diagnostiziert wurde, da Phytoöstrogene eine Antihormonbehandlung beeinträchtigen können, die ja dadurch wirkt, dass sie die Östrogenrezeptoren der Zellen blockiert. Dennoch ist es möglich, dass der Konsum von Soja die Überlebensrate bei Brustkrebs verbessert, aber für einen eindeutigen Beleg ist weitere Forschung notwendig.

Tee und Kaffee Sowohl grüner und schwarzer Tee als auch Kaffee sind schwer zu untersuchen, da ihre Inhaltsstoffe von Charge zu Charge und von Produktionsland zu Produktionsland variieren können. Einige Tierversuche deuten darauf hin, dass sich Grünteeextrakt mit dem Brustkrebsmedikament Tamoxifen verbindet und die Nebenwirkungen reduziert. Weitere Forschung ist notwendig, um diese Ergebnisse beim Menschen zu bestätigen und die Effekte von schwarzem Tee und Kaffee zu untersuchen.

Unter Berücksichtigung all dieser Erkenntnisse haben wir einen Ernährungsleitfaden erstellt, welche Lebensmittel man häufiger, welche in Maßen und welche man nur zurückhaltend genießen sollte. Im Anschluss daran finden Sie eine Sammlung von Rezepten, die sich an der aktuellen Forschungslage orientieren.

Eine gesündere Lebens- und Ernährungsweise

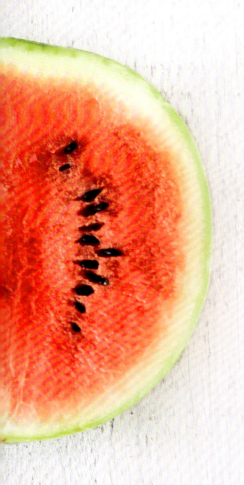

Wir wissen, dass Brustkrebs und viele chronische Krankheiten durch eine Veränderung der Lebens- und Ernährungsweise verlangsamt und/oder sogar verhindert werden können, dabei geht es aber immer um eine langfristige Umstellung hin zu einer ausgewogenen Ernährung. Dies ist auch die Grundlage für die folgenden Ratschläge.

Ausgewogene Ernährung Nahrung ist für jeden zellulären Prozess in unserem Körper notwendig. Versuchen Sie daher, sich möglichst abwechslungsreich zu ernähren, damit Sie alle notwendigen Nährstoffe erhalten. Achten Sie auf die Zutaten, die Sie wählen, und wie diese Ihre Stimmung und Ihre Gesundheit beeinflussen.

Gesundes Gewicht Eines der wichtigsten Gesundheitsziele ist es, ein gesundes Gewicht zu erreichen und zu halten. Die Forschung unterstreicht deutlich die Bedeutung des Gewichts, wenn es darum geht, Krebs und sein Fortschreiten zu verhindern.

Mehr Bewegung kann nicht nur zur Gewichtsabnahme führen und somit das Krebsrisiko herabsetzen, sondern auch unseren Östrogenspiegel senken und beeinflussen, wie unser Körper Nahrung verarbeitet und speichert.

Essen genießen Überlegen Sie, was Sie essen möchten, wählen Sie – vor allem frische Zutaten – mit Bedacht aus und nehmen Sie sich Zeit, das Kochen und Essen zu genießen.

Lebensmittel, von denen wir mehr essen sollten …

Diese Lebensmittel sind besonders gesund. Daher ist es sinnvoll, sie in den Ernährungsplan aufzunehmen und möglichst regelmäßig, wenn nicht sogar häufig zu essen.

Obst und Gemüse Ideal wären mindestens fünf Portionen (à 400 g) Obst und Gemüse möglichst unterschiedlicher Art. Besonders gesund sind:

- **Tomaten** Erstklassige Quellen für das Antioxidans Lycopin (besonders in gekochter/verarbeiteter Form), das Tomaten ihre rote Farbe verleiht. Es hat potenziell krebshemmende Wirkung, indem es Krebszellen am Wachstum hindert.
- **Kreuzblütige Gemüse** Zu den Kreuzblütlern gehören Brokkoli, Rosenkohl, Blumenkohl, Grün- und Weißkohl. Sie sind eine hervorragende Quelle für sekundäre Pflanzenstoffe, die dabei helfen können, die Bildung und Ausbreitung von Krebszellen zu verhindern.
- **Dunkelgrüne Blattgemüse** Kräftig gefärbtes Blattgemüse wie Spinat, Grünkohl und Rote-Bete-Blätter stecken voller Folsäure, einem B-Vitamin, das die DNS stärkt und das Krebsrisiko mindern kann.

Stärkelieferanten aus Vollkorn Ziehen Sie nährstoffreiche Getreide wie Quinoa, Bulgur, Dinkel, braunen Reis, Kartoffeln und Vollkornbrot den raffinierten Produkten vor.

Bohnen und Hülsenfrüchte sind hervorragende pflanzliche Proteinlieferanten. Eiweiße (Proteine) sind für Wachstum und Entwicklung unerlässlich und ermöglichen dem Körper durch eine Krebsbehandlung entstandene Schäden zu reparieren. Neben Proteinen enthalten Bohnen und Hülsenfrüchte ein weites Spektrum an wertvollen Nährstoffen wie Kalzium, Eisen und B-Vitaminen.

Omega-3-fettsäurereicher Fettfisch Ein- bis zweimal pro Woche verzehrt, stellen Fischarten wie Lachs, Sardinen und Makrelen sicher, dass wir ausreichend mit diesen Fettsäuren versorgt sind. Sie wirken nicht nur entzündungshemmend, sondern sind auch eine gute Quelle für Vitamin D, das die Kalziumaufnahme der Knochen verbessert.

Olivenöl Zum Kochen und für Salatsaucen sollte dies das Öl der Wahl sein. Es steckt voller das Krebsrisiko senkender Antioxidantien und sekundärer Pflanzenstoffe. Sein ungewöhnlich hoher Anteil an einfach ungesättigten Fettsäuren verhindert die Oxidation, jenen Prozess, bei dem die krebserregenden freien Radikale entstehen.

Lebensmittel, die wir nur in Maßen essen sollten …

Einzelnen Nahrungsmitteln die Etiketten »schlecht« oder »zu meiden« anzuheften ist irreführend. Die folgenden Lebensmittel haben teils einen schlechten Ruf, sind aber wichtige Nährstoffquellen und sollten daher Teil einer ausgewogenen Ernährung sein.

Rotes Fleisch Die Auswirkungen von Fleischverzehr werden immer wieder kontrovers diskutiert. Fleisch ist nicht nur ein erstklassiger Proteinlieferant, sondern enthält wertvolle Nährstoffe, vor allem B-Vitamine und Mineralien wie Zink, Eisen und Selen. Das Hämeisen im roten Fleisch ist besonders gut, da es vom Körper einfacher aufgenommen wird als pflanzliches Eisen und so die Energiereserven positiv beeinflusst. Andererseits enthält rotes Fleisch (vor allem fetthaltigeres) viele gesättigte Fettsäuren. In Maßen kann es ein wichtiger Teil einer gesunden Ernährung sein. Wir raten aber dazu, mageres Fleisch zu wählen, überschüssiges Fett abzuschneiden und nicht mehr als 70–90 g rotes Fleisch pro Tag zu essen. Vermeiden Sie es, Fleisch zu stark zu rösten oder zu grillen, da dabei heterozyklische (aromatische) Amine (HAA) und polyzyklische aromatische Kohlenwasserstoffe (PAK) entstehen, die krebserregend sein können.

Milch und Milchprodukte enthalten viele Proteine und Kalzium, das Mineral, das so wichtig für gesunde Knochen ist. Kalzium aus Milchprodukten wird vom Körper einfacher aufgenommen, und es scheint ein Zusammenhang zwischen hohem Milchkonsum und erhöhter Ausscheidung von Nahrungsfetten zu bestehen. Obwohl Milchprodukte relativ viele gesättigte Fettsäuren enthalten, ist ihr Verzehr unbedenklich, solange er nicht zu erhöhter Kalorienaufnahme und damit zur Gewichtszunahme beiträgt. Da sie wichtige Mikronährstoffe enthalten, empfehlen wir, Milchprodukte täglich zu sich zu nehmen, außer natürlich bei Laktoseintoleranz. Ratsam ist allerdings, auf Magermilch, Naturjoghurt und Frischkäse zurückzugreifen und den Verzehr von fettreichem Käse, Butter und Sahne einzuschränken.

Lebensmittel, die wir nur zurückhaltend genießen sollten …

Es ist kein Nahrungsmittel bekannt, das für sich genommen Krebs auslöst oder wiederkehren lässt. Die Forschung hat allerdings Nahrungsmittel (und Nährstoffe) gefunden, die nur in sehr kleinen Mengen verzehrt oder völlig gemieden werden sollten, um das Krebsrisiko zu minimieren. Dazu gehören:

Alkohol Wie auf den Seiten 12–13 erwähnt, besteht ein Zusammenhang zwischen Alkoholkonsum und Brustkrebs. Liegt eine Brustkrebsdiagnose vor, ist es ratsam, nach Möglichkeit völlig auf Alkohol zu verzichten.

Trans-Fettsäuren Die Verwendung von künstlichen Transfetten erhöht den Cholesterinspiegel und senkt das »gute« HDL-Cholesterin, sodass man sie meiden sollte. Sie finden sich vor allem in:

- **Keksen, Kuchen und Gebäck**, die mit teilgehärteten Fetten und Ölen produziert wurden
- **fester Margarine**
- **verarbeiteten Fleischprodukten** wie Burgern, Spießen und Fleischpasteten
- **Streichfetten** aus teilgehärteten Pflanzenölen
- **herzhaften Snacks** wie etwa Kartoffelchips

Süßwaren Es empfiehlt sich, den Verzehr von Süßigkeiten aus raffiniertem Zucker stark einzuschränken, vor allem wenn sie keinerlei nützliche Nährstoffe enthalten, da sie mit hohen Blutzuckerwerten und daraus resultierender erhöhter Insulinkonzentration im Zusammenhang stehen, die das Brustkrebsrisiko erhöht.

Verarbeitetes Fleisch Einige Konservierungsstoffe, die bei der Produktion von Fleischwaren wie Bacon, Schinken und Würstchen verwendet werden, gelten als krebserregend. Zudem enthalten diese Produkte meist große Mengen gesättigter Fettsäuren und Salz, weshalb man den Verzehr stark einschränken sollte.

Frühstück

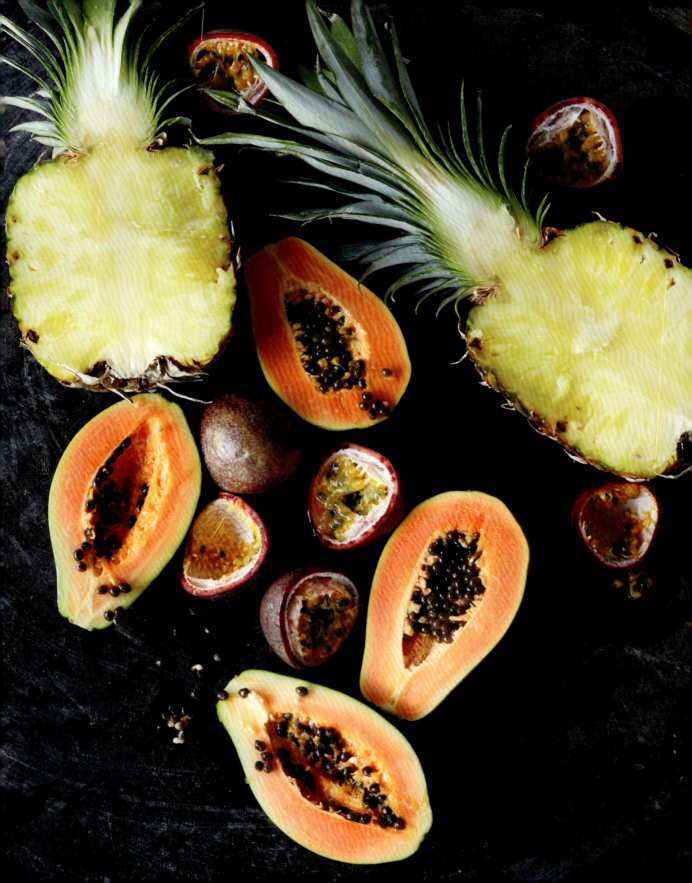

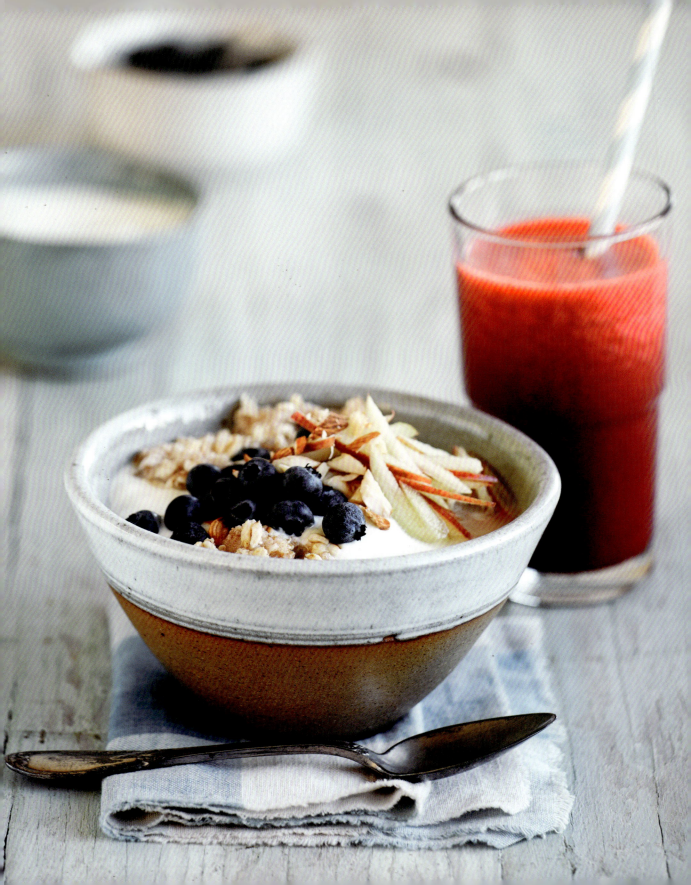

Birchermüsli
mit Äpfeln & Heidelbeeren

Für 4 Personen

120 g Jumbo-Haferflocken

40 g Dinkelflocken

200 ml ungezuckerter naturtrüber Apfelsaft

350 ml Wasser

100 g Naturjoghurt

2 saure Tafeläpfel, wie Cox oder Granny Smith, in dünne Scheiben geschnitten oder grob gerieben

100 g Heidelbeeren

1 Prise Zimt

2 EL rohe Mandeln, grob gehackt

Dieses Schweizer Müsli ist eine sommerliche Variante des traditionellen Müslis, das wir alle kennen. Das Getreide wird eingeweicht, damit die Flocken schön cremig werden. Joghurt und frische Früchte runden das leichte Frühstück ab.

Hafer- und Dinkelflocken in einer Rührschüssel mit Apfelsaft und Wasser bedecken. Abgedeckt 2 Stunden oder über Nacht im Kühlschrank quellen lassen.

Die eingeweichten Flocken auf tiefe Teller verteilen und mit Joghurt, Apfel, Heidelbeeren, Zimt und gehackten Mandeln anrichten.

Müsli mit Trockenfrüchten, Mandeln & Sonnenblumenkernen

Ergibt 10–12 Portionen

400 g Jumbo-Haferflocken

100 g Dinkelflocken

75 g rohe Mandeln, grob gehackt

50 g Sonnenblumenkerne

100 g getrocknete Feigen, fein gehackt

100 g Datteln, entkernt und fein gehackt

Es ist kinderleicht, sich sein eigenes Müsli zusammenzustellen. Sie werden sich fragen, warum Sie jemals fertiges Müsli im Supermarkt gekauft haben.

Den Backofen auf 160 °C vorheizen. Zwei mittelgroße Backbleche mit Backpapier auslegen und beiseitestellen.

Hafer- und Dinkelflocken mit Mandeln und Sonnenblumenkernen vermengen und gleichmäßig auf die beiden Bleche verteilen. Unter einmaligem Wenden 12 Minuten rösten, bis die Mandeln gerade Farbe annehmen. Aus dem Ofen nehmen und in eine große Rührschüssel füllen.

Die Feigen untermischen und gut verteilen. Das Müsli vollständig auskühlen lassen, dann in ein großes Glas oder eine Plastikdose füllen. Zum Frühstück mit Milch oder Joghurt genießen.

Apfel-Zimt-Porridge

Für 4 Personen

200 g Jumbo-Haferflocken

2 saure Tafeläpfel, wie Cox oder Granny Smith, geschält und grob gerieben

600 ml Halbfettmilch (Kuh- oder Mandelmilch)

400 ml Wasser

½ TL Zimt

Mit den leckeren Äpfeln und dem wärmenden Gewürz ist dieses Porridge ein wunderbarer Genuss an einem kalten Morgen.

Alle Zutaten in einen Topf geben und bei mittlerer Hitze erwärmen. Das Porridge unter regelmäßigem Rühren 6–8 Minuten kochen, bis die Haferflocken weich sind und die Äpfel leicht zerfallen.

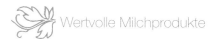

Wertvolle Milchprodukte

Nach einer Brustkrebstherapie steigt das Risiko einer Osteoporose. Das Hormon Östrogen wird zwar meist wegen seiner Rolle bei der Entstehung von Brustkrebs geschmäht, aber es stärkt halt auch die Knochen, indem es die Kalziumaufnahme fördert. Bestimmte Behandlungsmethoden senken den Östrogenspiegel und / oder leiten die Menopause verfrüht ein, das macht Milchprodukte auf dem Speiseplan umso wichtiger. Dieses wärmende Porridge ist ein sättigendes Frühstück mit reichlich Kalzium. Dazu kommen noch die gesunden Früchte und eine gute Portion lösliche Faserstoffe, die den Hunger am Morgen nachhaltig stillen.

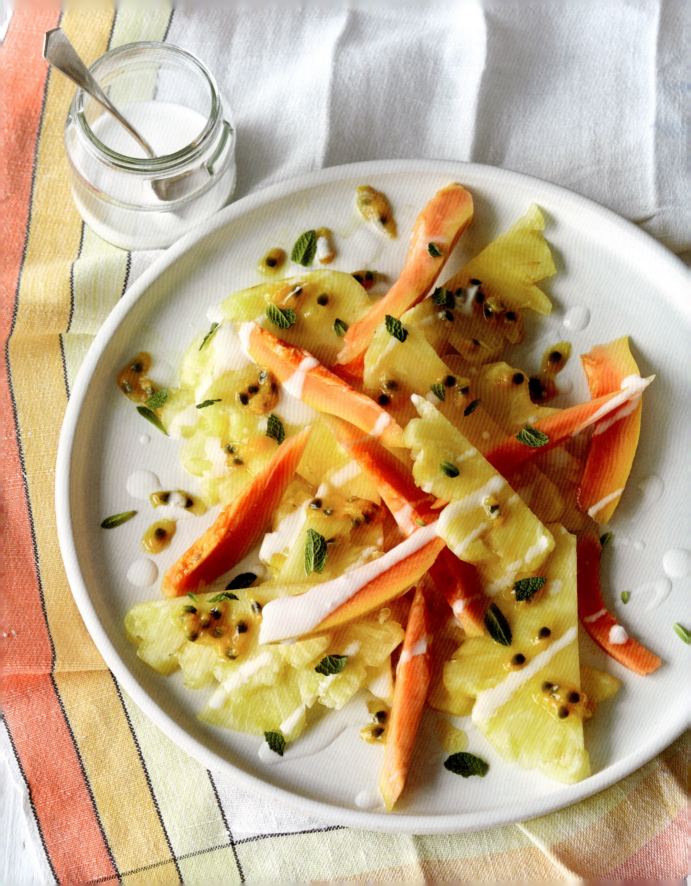

Tropischer Frühstückssalat

Für 4 Personen

2 kleine reife Papayas, geschält, entkernt und in Scheiben geschnitten

1 kleine Ananas, geschält und in Scheiben geschnitten

2 Passionsfrüchte, halbiert

4 EL Kokoscreme

2 EL Minzeblätter, bei Bedarf grob gehackt

Diese frische und leckere Kombination gibt ein superschnelles und leichtes Frühstück, das man an heißen Tagen auch auf Crushed-Eis servieren kann.

Die Papaya- und Ananasscheiben auf einem Vorlegeteller oder auf einzelnen Tellern anrichten und das Fruchtfleisch der Passionsfrüchte darübergeben. Mit Kokoscreme übergießen, mit gehackter Minze bestreuen und servieren.

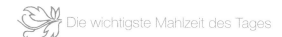 Die wichtigste Mahlzeit des Tages

Idealerweise sollten wir mit dem Frühstück 20–25 % unseres Tagesbedarfs an Obst und Gemüse und unserer Tagesdosis an Nährstoffen abdecken. Wer regelmäßig frühstückt, ernährt sich ausgewogener als jemand, der das Frühstück auslässt. Ohne Frühstück kann es schwerfallen, unseren Tagesbedarf an Nährstoffen zu decken, und wir greifen schneller zu ungesunden Snacks, um diesen Mangel auszugleichen. Dadurch wächst das Risiko, zuzunehmen, und das ist wiederum ein Risikofaktor beim Wiederauftreten von Brustkrebs.

Gekochtes Ei mit Nori-Spargelstangen

Für 4 Personen

4 zimmerwarme mittelgroße Eier

600 g grüner Spargel

1 TL Sonnenblumen- oder Rapsöl

2 TL Sesamsamen

2 TL salzarme helle Sojasauce

1 Nori-Blatt, zu Flocken zerkrümelt

Knusprige Spargelstangen eignen sich perfekt zum Auftunken köstlichen flüssigen Eigelbs. Sojasauce, Sesamsamen und Nori-Flocken runden das Ganze zu einem absoluten Genuss ab.

Den Backofengrill vorheizen.

Einen Topf mit Wasser zum Kochen bringen, dann die Eier vorsichtig mit einem Schaumlöffel ins Wasser senken. 4 Minuten für flüssiges, 6 Minuten für halbfestes und bis zu 9 Minuten für festes Eigelb kochen.

Währenddessen die holzigen Enden des Spargels abbrechen, die Stangen im Öl wenden und auf einem mit Alufolie ausgelegten Backblech verteilen. Unter einmaligem Wenden auf oberster Schiene 4 Minuten grillen.

Das Blech aus dem Ofen nehmen und den Spargel mit Sesamsamen bestreuen und mit Sojasauce besprenkeln. 1 weitere Minute grillen, um den Sesam zu rösten. Der Spargel sollte leicht Farbe haben, aber zart sein und noch etwas Biss haben.

Die Eier mit dem Schaumlöffel aus dem Wasser heben, in Eierbecher setzen und die Spitzen abschneiden. Die Spargelstangen mit den Nori-Flocken bestreuen und ins Eigelb tauchen.

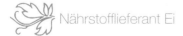 Nährstofflieferant Ei

Eier enthalten Nährstoffe in konzentrierter Form und liefern alle benötigten Aminosäuren, Vitamine (mit Ausnahme von Vitamin C), mehrere wichtige Mineralien und das starke Antioxidans Selen. Eier helfen vor allem, wenn der Appetit leidet. Zusammen mit den Spargelstangen sind sie eine kleine, gesunde Mahlzeit, die auch den Appetit anregen kann.

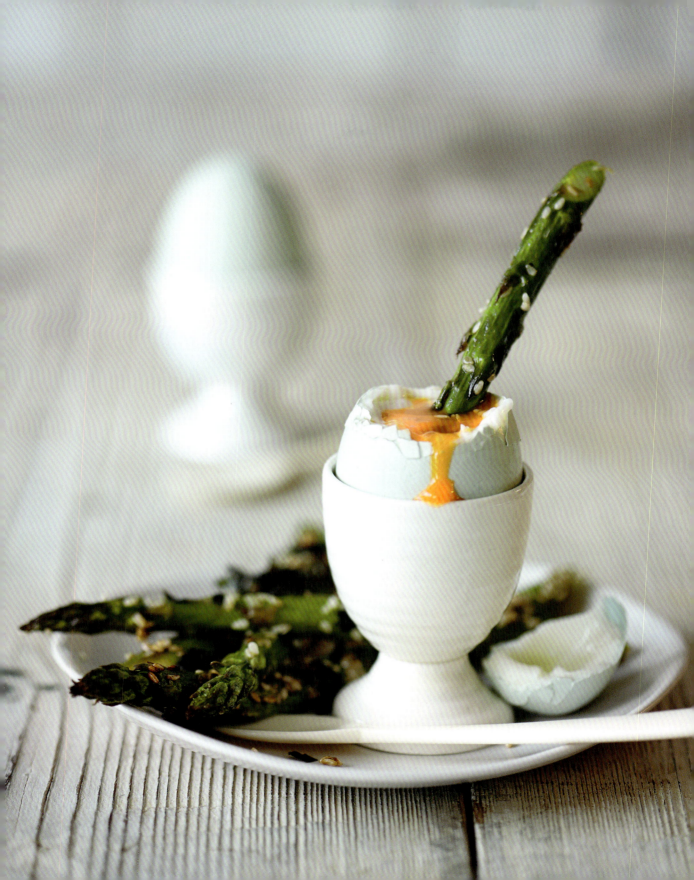

Selbst gemachte Baked Beans auf Toast

Für 4 Personen

2 TL Olivenöl

1 Zwiebel, geschält und fein gehackt

2 Knoblauchzehen, geschält und zerdrückt

2 TL geräuchertes Paprikapulver

1 TL Thymianblätter

2 EL Tomatenmark

400 g Tomaten aus der Dose

400 g Weiße Bohnen oder Wachtelbohnen aus der Dose, abgetropft

1 TL Ahornsirup

4 Scheiben Brot

4 EL Naturjoghurt oder fettarme Crème fraîche

Selbst gemachte Baked Beans sind unendlich leckerer und nahrhafter als die überzuckerte, klumpige Konservenware. Diese seidigen Bohnen in rauchiger Tomatensauce sind perfekt für ein herzhaftes Frühstück oder zum Brunch.

Das Olivenöl bei schwacher bis mittlerer Hitze in einem großen Topf erhitzen und die Zwiebel unter häufigem Rühren 5 Minuten glasig und goldgelb andünsten. Bei Bedarf ein wenig Wasser hinzugeben. Knoblauch, Paprikapulver, Thymian und Tomatenmark einrühren und unter ständigem Rühren weitere 2 Minuten braten, bis die Mischung duftet.

In der Zwischenzeit die Tomaten im Mixer fein pürieren. In den Topf geben und 10 Minuten köchelnd eindicken lassen.

Bohnen und Ahornsirup hinzugeben und 5 Minuten köcheln lassen. Die Sauce sollte jetzt reduziert und dickflüssig sein.

Währenddessen das Brot toasten.

Die Bohnen mit einem Klacks Joghurt oder Crème fraîche auf heißem Toast servieren.

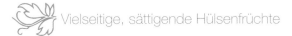

Vielseitige, sättigende Hülsenfrüchte

Bohnen und andere Hülsenfrüchte sind preiswerte und vielseitige Lebensmittel und eine sättigende vegetarische Fleischalternative. Bohnen aus der Dose sind praktisch und man kann sie schnell zu Suppen und Salaten geben, für Dips pürieren oder auch Fleischgerichte mit ihnen strecken. Sie sind relativ kalorienarm, aber sättigend und helfen besonders bei Brustkrebs, weil man im Verlauf der Therapie meist zunimmt, was im Hinblick auf ein Wiederauftreten mehr als bedenklich ist.

Gebackene Feta-Eier mit Tomaten, Kohl & Dukkah

Für 4 Personen

1 TL Olivenöl

2 Knoblauchzehen, geschält und zerdrückt

4 Frühlingszwiebeln, grob gehackt

100 g Grünkohl, Strunk entfernt, Blätter grob gehackt und gewaschen

200 g gehackte Tomaten (frisch oder aus der Dose)

4 mittelgroße Eier

60 g leichter Feta

2 TL Dukkah (siehe rechts)

Dies ist ein leicht zuzubereitendes Wohlfühlgericht für einen besonderen Wochenend-Brunch. Dukkah ist eine ägyptische Nuss- und Samenmischung, die man über Salate und Suppen streut und die man leicht selber machen kann (siehe unten).

Den Backofen auf 180 °C vorheizen. Wasser im Wasserkocher aufkochen und eine Fettpfanne bereitstellen.

Das Olivenöl bei mittlerer Hitze in einer Pfanne erhitzen. Sobald es heiß ist, Knoblauch und Frühlingszwiebeln unter häufigem Rühren einige Minuten goldgelb andünsten. Den Kohl hinzugeben und 1 Minute zusammenfallen lassen. Die Tomaten einrühren und 1 Minute köcheln lassen, dann vom Herd nehmen.

Die Kohlmischung auf vier Auflaufformen verteilen und in jede Füllung eine Mulde drücken. Ein Ei in die Mulde aufschlagen und mit zerkrümeltem Feta und Dukkah bestreuen.

Die Formen auf ein Bratblech stellen und in den Ofen geben. Bei offener Ofentür das gekochte Wasser vorsichtig bis zur halben Höhe der Formen in das Bratblech füllen. Den Ofen schließen und die Eier 12–15 Minuten backen, bis das Eiweiß fest, das Eigelb aber noch flüssig ist. Sofort servieren.

Dukkah 50 g Mandeln, 40 g Sesamsamen und je 1 EL Koriander, Kreuzkümmel und schwarze Pfefferkörner in einer Pfanne anrösten, bis sie duften, dann zu einem groben Pulver zerstoßen.

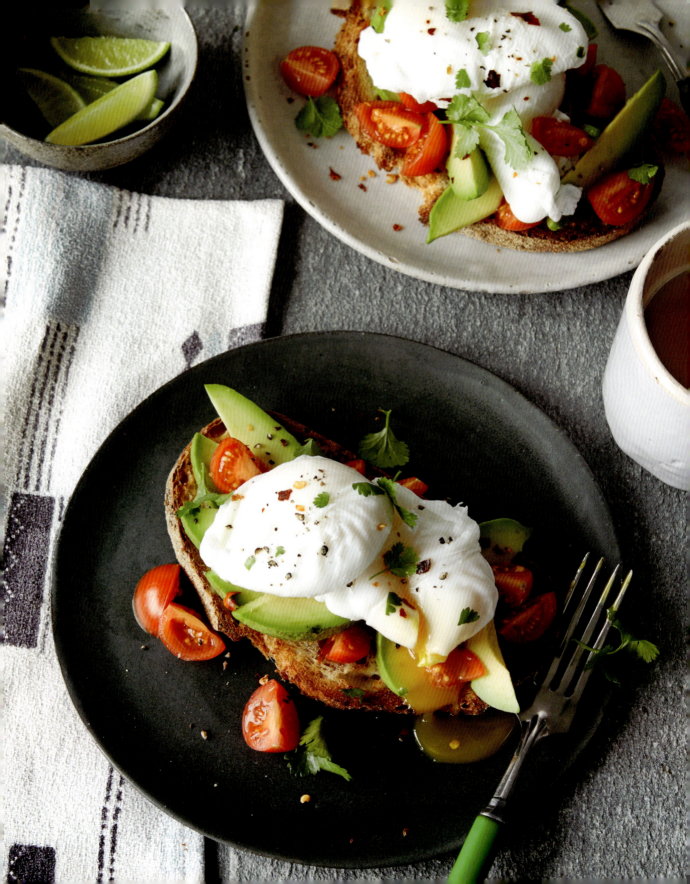

Mexikanische Frühstückseier

Für 2 Personen

4 sehr frische mittelgroße Eier, gekühlt

60 g Kirschtomaten, geviertelt

1 Avocado, halbiert, entsteint, geschält und in Scheiben geschnitten

Saft von ½ Limette

2 EL Korianderblätter, grob gehackt

1 Prise Chiliflocken (nach Belieben)

2 Scheiben Sauerteigbrot oder anderes rustikales Brot

frisch gemahlener schwarzer Pfeffer

Dieses sonnige Frühstück vibriert geradezu vor leuchtenden Farben. Die Avocados sollten so reif und cremig wie nur irgend möglich sein.

Für die pochierten Eier eine beschichtete Pfanne 4 cm hoch mit Wasser füllen und zum Köcheln bringen. Die Eier einzeln in eine kleine Schüssel aufschlagen und nacheinander ins Wasser gleiten lassen. 3 Minuten sanft köcheln lassen, dann vorsichtig mit einem Schaumlöffel herausheben und auf Küchenpapier abtropfen lassen.

In der Zwischenzeit die Tomaten in einer Schüssel mit Avocado, Limettensaft, dem größten Teil des Korianders und den Chiliflocken vermengen und beiseitestellen.

Das Brot toasten und je eine Scheibe auf einen vorgewärmten Teller legen. Die Avocadomischung darauf verteilen und je zwei pochierte Eier darauf anrichten. Mit dem übrigen Koriander, dem Pfeffer und den Chiliflocken nach Wunsch bestreuen.

Quinoa-Leinsamen-Chia-Brot

Ergibt 12–14 Scheiben

150 g Vollkornweizenmehl, plus Mehl zum Bestäuben

150 g Quinoaflocken

2 EL gemahlene Leinsamen

2 EL Chiasamen

2 TL Backpulver

1 Prise Steinsalz

2 EL Olivenöl, plus Öl zum Einfetten

1 mittelgroßes Ei, verquirlt

etwa 200 ml lauwarmes Wasser

Dieses recht dichte Brot gewinnt mit seiner rissigen Kruste vielleicht keine Schönheitspreise, steckt aber voller Geschmack und Nährstoffe. Die nussige Note macht es mit Mandelbutter oder ein wenig Honig zum perfekten Frühstücksbrot.

Den Backofen auf 200 °C vorheizen. Eine 450-g-Kastenform leicht einölen und mit Mehl ausschwenken.

Das Vollkornmehl in eine große Rührschüssel sieben und die Kleie aus dem Sieb hinzugeben. Mit Quinoaflocken, Leinsamen, Chiasamen, Backpulver und Salz vermengen und eine Mulde in die Mitte drücken.

Olivenöl, Ei und Wasser in die Mulde geben und alles zu einem recht festen Teig vermengen. Bei Bedarf 1–2 EL Wasser mehr einarbeiten. Zu einem Laib formen und in die vorbereitete Form drücken.

40–45 Minuten backen, bis das Brot aufgegangen und goldbraun ist. Vorsichtig aus der Form lösen und auf die Unterseite klopfen: Wenn es hohl klingt, ist das Brot fertig. Vor dem Aufschneiden und Servieren ein wenig abkühlen lassen.

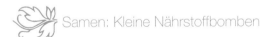

Samen: Kleine Nährstoffbomben

Samen sind ähnlich wie Nüsse ausgesprochen gesund. Sie enthalten zwar viel Fett, aber 75–80 % davon sind ungesättigte Fettsäuren. Neben reichlich Omega-3- und Omega-6-Fettsäuren liefern sie auch lösliche Ballaststoffe, sekundäre Pflanzenstoffe und Phytosterole, die vermutlich gegen viele nicht ansteckende Krankheiten, wie etwa Krebs, schützen. Samenkörner werten jedes Brot nährstofftechnisch auf und verbessern zudem noch die Textur.

Bananenbrot-Muffins

Ergibt 12 Stück

4 sehr reife mittelgroße Bananen

4 mittelgroße Eier, verquirlt

50 g ungesalzene Nussbutter

4 EL Pflanzenöl

75 g Rosinen

50 g gemahlene Mandeln

150 g Vollkornmehl

1 TL Backpulver

½ TL Zimt

Diese Muffins sind ein wunderbares, schnelles und nahrhaftes Frühstück. Sie lassen sich gut einfrieren und müssen nur auftauen und kurz aufgebacken werden, um fantastisch zu schmecken.

Den Backofen auf 180 °C vorheizen und Papierförmchen in ein Muffinblech mit zwölf Mulden setzen.

Bananen, Eier, Nussbutter, Öl und Rosinen 2–3 Minuten im Mixer pürieren, bis die Mischung cremig ist und an eine feine Mousse erinnert.

Die übrigen Zutaten in eine große Rührschüssel sieben, Kleie und Mandeln aus dem Sieb hinzugeben und dann kurz mit der Mousse vermengen.

Den Teig mit einem Eiscremeportionierer oder Esslöffel auf die Papierförmchen verteilen. 15 Minuten backen, bis die Muffins aufgegangen und goldgelb sind und an einem in die Mitte gestochenen Zahnstocher kein Teig mehr klebt. Kurz abkühlen lassen und warm oder zimmerwarm servieren.

Die Muffins halten sich in einem luftdicht verschließbaren Behälter bis zu 3 Tage.

Hafer-Dinkel-Sodabrot

Ergibt 16 Scheiben

425 g Vollkorn-Dinkelmehl, plus Mehl zum Bestäuben

1 TL Speisenatron

1 Prise Steinsalz

75 g Jumbo-Haferflocken

4 EL Sonnenblumenkerne

450 g Naturjoghurt

1 EL klarer Honig

1 EL Zitronensaft

Kein Kneten, Aufgehen oder Garen: Sodabrot ist vermutlich eines der einfachsten und leckersten Brote überhaupt. Das Dinkelmehl verleiht diesem traditionellen irischen Brot eine nussige Note.

Den Backofen auf 200 °C vorheizen und ein beschichtetes Blech bemehlen. Mehl, Natron und Salz in eine große Rührschüssel sieben und die Kleie aus dem Sieb hinzugeben. Mit Haferflocken und Sonnenblumenkernen vermengen und eine Mulde in die Mitte drücken.

Den Joghurt mit Honig und Zitronensaft verrühren, in die Mulde geben und schnell zu einem klebrigen Teig vermengen. Den Teig mit bemehlten Händen vorsichtig zu einem lockeren runden Laib formen und auf das Backblech legen.

Den Laib dünn mit Mehl bestäuben, dann einen Holzlöffelstiel bestäuben und ein tiefes Kreuz in die Oberseite des Teigs drücken. Dadurch backt das Brot gleichmäßiger durch.

45–50 Minuten backen, bis die Kruste goldbraun ist und das Brot beim Klopfen auf die Unterseite hohl klingt. Nach der Hälfte der Backzeit eine erste Klopfprobe machen. Wenn das Brot bereits bräunt, den Laib locker mit Alufolie abdecken.

Das fertige Brot auf ein Kuchengitter legen, mit einem sauberen, feuchten Küchentuch abdecken und abkühlen lassen. Am gleichen Tag ofenfrisch oder bis zu 2 Tage lang getoastet genießen. Das Brot lässt sich auch gut einfrieren.

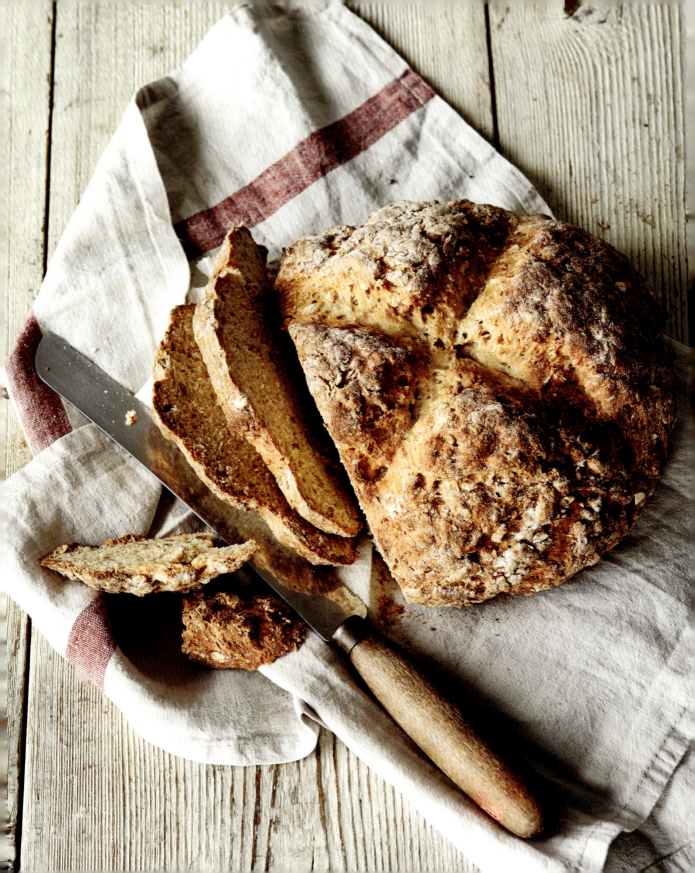

Blaubeer-Buchweizen-Pfannkuchen

Für 4 Personen

200 g Buchweizenmehl

1 TL Backpulver

¼ TL Zimt

1 großes Ei, verquirlt

250–300 ml Halbfettmilch oder Mandelmilch

150 g Heidelbeeren

1 EL Butter

Buchweizenmehl ist eine fantastische glutenfreie Alternative zu Weizenmehl und eignet sich perfekt für diese einfachen, lecker fruchtigen Pfannkuchen.

Mehl, Backpulver und Zimt in eine Rührschüssel sieben und eine Mulde in die Mitte drücken.

Das Ei hinzugeben und nach und nach mit 250 ml Milch zu einem dickflüssigen, glatten Teig verrühren. Bei Bedarf mehr Milch hinzugeben. Die Heidelbeeren einrühren.

Eine beschichtete Pfanne bei mittlerer Hitze erhitzen und mithilfe von Küchenpapier dünn mit Butter auswischen. Dann 3 oder 4 gehäufte Esslöffel Teig mit Abstand zueinander in die Pfanne geben. Sobald sich auf der Oberseite Blasen bilden und der Teig am Rand fest wird, die Pfannkuchen wenden und etwa 1 Minute backen, bis der Teig goldgelb ist und die Heidelbeeren saftig sind.

Warm stellen und den übrigen Teig verarbeiten, sodass insgesamt zwölf Pfannkuchen entstehen. Nach Geschmack mit ein wenig Ahornsirup servieren.

Fünfmal *Smoothies*

Wenn man keinen Appetit hat, ist eine gesunde, gut verdauliche Mahlzeit im Glas wesentlich ansprechender als ein konventionelles Frühstück. Smoothies stecken voller Vitamine und Mineralien, die die Immunabwehr stärken, und eignen sich besonders während einer Chemotherapie, wenn verstärkt Infektionen drohen. Jedes Rezept ergibt 2 Portionen.

Banane, Ingwer, Joghurt und Zitrone

1 große Banane mit einem gehackten 2-cm-Stück geschältem frischem Ingwer, 50 g Naturjoghurt, 1 EL Honig, 300 ml Milch und dem Saft von ½ Zitrone mixen. Auf Gläser verteilen.

Avocado, Heidelbeeren, Spinat und Banane

½ geschälte Avocado, 100 g Heidelbeeren, 1 große Handvoll Spinat, 1 Banane und den Saft von ½ Zitrone mit 4 EL Wasser im Mixer glatt mixen. Auf Eiswürfeln servieren.

Himbeere, Apfel und Brunnenkresse

200 g Himbeeren, 1 geschälten, halbierten und entkernten Apfel und eine Handvoll Brunnenkressezweige mit 4 EL kaltem Wasser im Mixer glatt mixen. In Gläsern über Eiswürfel gießen.

Rote Bete, Erdbeere und Orange

1 große Rote Bete im Entsafter entsaften oder 150 ml gekauften Rote-Bete-Saft nehmen. Den Saft mit 100 g geputzten Erdbeeren und dem Saft von 2 Orangen im Mixer glatt mixen. Gekühlt servieren.

Ananas, Minze und Kokosmilch

300 g geschälte Ananasstücke, 2 EL Minzeblätter, 150 ml Kokosmilch und 500 ml kaltes Wasser im Mixer glatt mixen. In Gläsern über Eiswürfel gießen.

Suppen

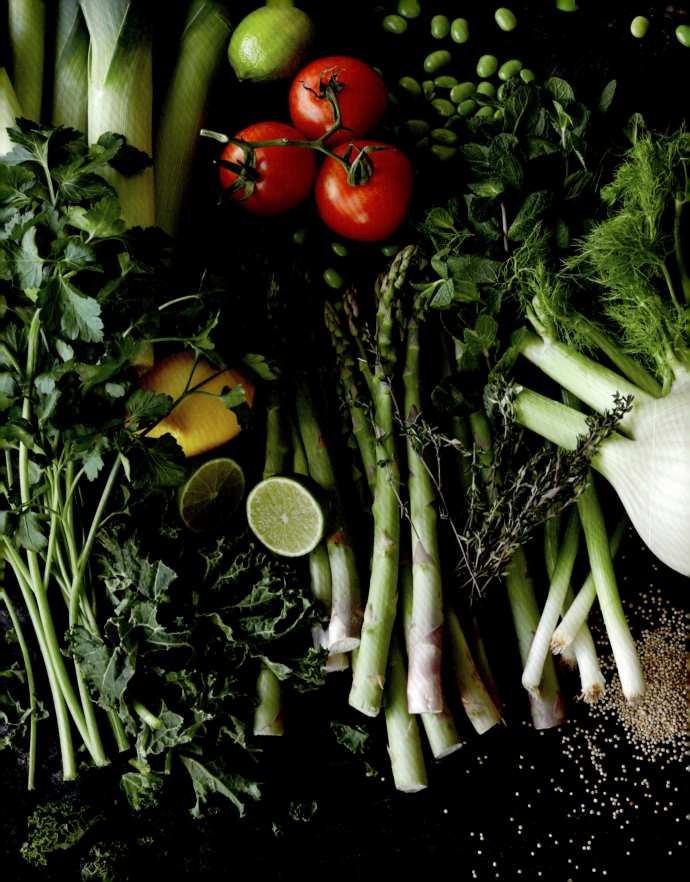

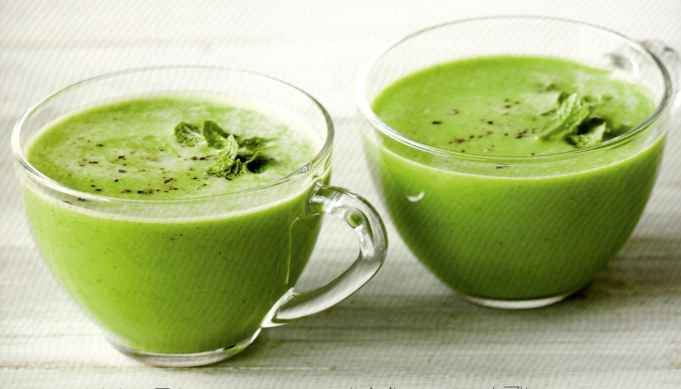

Kalte Erbsensuppe mit Minze und Zitrone

Für 4 Personen

2 TL Olivenöl

1 große Schalotte, geschält und grob gehackt

4 Frühlingszwiebeln, in Ringe geschnitten

2 Knoblauchzehen, geschält und zerdrückt

1 l salzarme Gemüsebrühe

500 g frisch gepuhlte Erbsen oder TK-Erbsen

1 Handvoll Minzeblätter, plus Blätter zum Garnieren

fein abgeriebene Schale und Saft von ½ Zitrone

frisch gemahlener schwarzer Pfeffer

Eine leuchtende, erfrischende Sommersuppe, die sich einfach zubereiten lässt. Servieren Sie sie an heißen Tagen mit knusprigem Brot als Vorspeise oder leichtes Mittagessen.

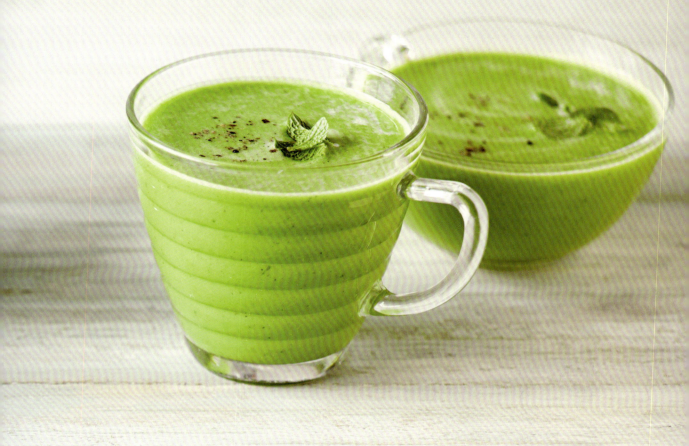

Das Olivenöl auf mittlerer Stufe in einem großen Topf erhitzen. Sobald es heiß ist, Schalotten, Frühlingszwiebeln und Knoblauch hineingeben und 2–3 Minuten dünsten, bis sie anfangen, weich zu werden.

Die Brühe hinzugießen und aufkochen, dann die Temperatur reduzieren und 5–6 Minuten köcheln lassen, sodass die Schalotten und Zwiebeln noch weicher werden. Erbsen und Minze hinzugeben und 1 weitere Minute kochen lassen, dann vom Herd nehmen.

Zitronenschale und -saft einrühren, dann die Suppe mit dem Stabmixer glatt pürieren.

Die Suppe in eine Schüssel füllen und in eine größere Schüssel mit Eiswasser stellen. Ein paar Eiswürfel in die Suppe geben und rühren, bis sie kalt ist. Mit Pfeffer abschmecken, mit Minzeblättern garnieren und servieren.

Asiatische Miso-Brühe mit Champignons

Für 4 Personen

1,2 l salzarme Gemüsebrühe

2 Knoblauchzehen, geschält und zerdrückt

1 cm großes Stück Ingwer, geschält und fein gerieben

4 EL weiße Misopaste

125 g Enoki oder Shiitake, bei Bedarf in Stücke geschnitten

100 g Frühkohl, in grobe Streifen geschnitten

100 g Zuckererbsenschoten, halbiert

1 Handvoll frische Korianderblätter zum Servieren

Diese leichte, bekömmliche Suppe ist ideal, wenn man sich ein wenig angeschlagen fühlt. Mit einer guten Prise Chiliflocken verleihen Sie ihr zusätzlich Feuer und Pfiff.

Die Brühe in einen großen Topf füllen, Knoblauch und Ingwer hineingeben, bei mittlerer Hitze zum Köcheln bringen und 10 Minuten sanft köcheln lassen, damit sich die Aromen entfalten.

Misopaste, Pilze, Kohl und Erbsen hinzugeben, weitere 2 Minuten köcheln lassen und mit Korianderblättern bestreut servieren.

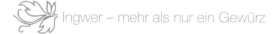 Ingwer – mehr als nur ein Gewürz

Ingwergewächse (botanisch Zingiberaceae) sind für ihre gesundheitsfördernden Eigenschaften berühmt. Üblicherweise werden sie als beruhigend für den Magen-Darm-Trakt beschrieben, aber ihre Vorzüge gehen weit darüber hinaus. Krebspatienten leiden häufig an fieberartigen Symptomen, die Ingwer lindern kann.

Kürbis-Erdnuss-Suppe

Für 4–6 Personen

1,2 l salzarme Gemüsebrühe

80 g ungeröstete und ungesalzene Erdnuss- oder Cashewkerne

1 Butternut-Kürbis (ca. 1 kg)

2 TL salzarme Sojasauce

3 Frühlingszwiebeln, in dünne Ringe geschnitten

1 Handvoll frische Korianderblätter, grob gehackt

Limettenspalten zum Servieren

Grundlage dieser wärmenden, cremigen und nussigen Suppe bildet ein einfaches vietnamesisches Rezept. Es ist eine Hommage an die köstlichen und komplexen Aromen Asiens. Die ungewöhnliche Geschmackskombination hat das Zeug zum Lieblingsrezept.

Die Brühe in einem großen Topf bei mittlerer Hitze zum Kochen bringen. Erdnüsse oder Cashews hineingeben und 15 Minuten kochen. In der Zwischenzeit den Kürbis schälen, halbieren, entkernen und in große Stücke schneiden.

Den Kürbis in den Topf geben und weitere 12–15 Minuten kochen, bis Nüsse und Kürbis weich sind. Vom Herd nehmen und mit dem Stab- oder Standmixer glatt pürieren, bis alles geschmeidig und cremig ist. Mit der Sojasauce abschmecken.

Die Suppe mit Frühlingszwiebelringen und Korianderblättern bestreuen und mit Limettenspalten zum Beträufeln servieren.

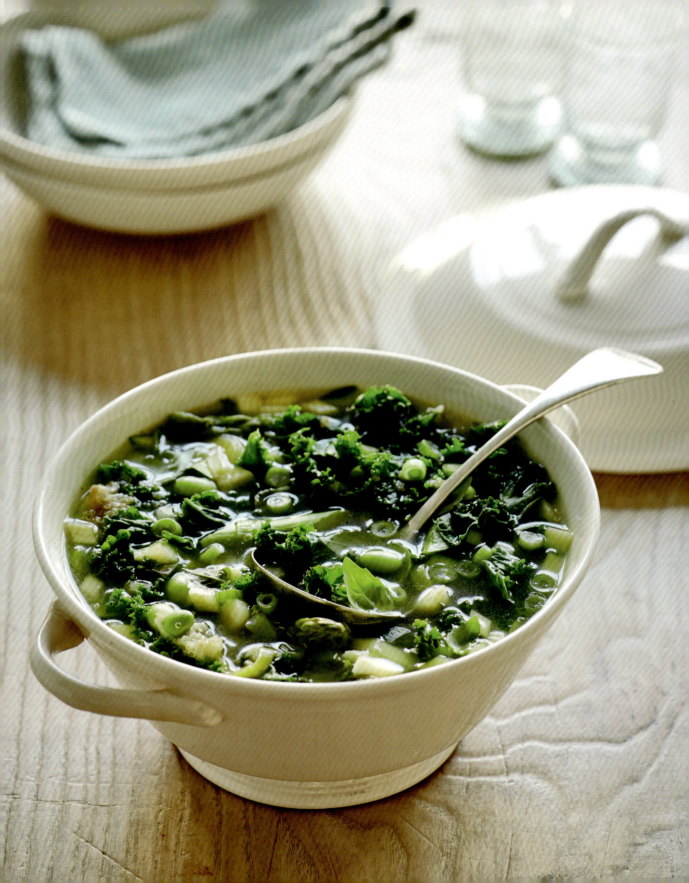

Frühlingssuppe mit Quinoa

Für 4 Personen

2 TL Olivenöl

2 Lauchstangen, geputzt, gründlich gewaschen und in dünne Ringe geschnitten

60 g Quinoa

1 l heiße salzarme Gemüsebrühe

1 Zucchini, gewürfelt

100 g grüner Spargel

100 g TK-Edamame

100 g Grünkohl, grob in Streifen geschnitten

1 Handvoll Basilikumblätter, grob gehackt

4 Frühlingszwiebeln, in dünne Ringe geschnitten

1 Spritzer Zitronensaft

Quinoa mag als Suppeneinlage ungewöhnlich erscheinen, ist aber eine schöne, vollwertige Alternative zu Nudeln oder Kartoffeln. Diese Suppe ist leicht und herzhaft, aber auch sättigend, sodass sie sich auch als volle Mahlzeit eignet.

Das Olivenöl auf mittlerer bis schwacher Stufe in einem großen Topf erhitzen, dann den Lauch unter gelegentlichem Rühren 5 Minuten andünsten. Wenn er zu trocken wird, etwas Wasser hinzugeben.

Die Quinoa hinzugeben und mit der Brühe übergießen. Aufkochen, dann die Temperatur reduzieren und 5 Minuten köcheln lassen. Die Zucchini einrühren und weitere 5 Minuten kochen.

In der Zwischenzeit die holzigen Enden des Spargels abbrechen und die Stangen in 2 cm lange Stücke schneiden. Mit Edamame und Grünkohl in die Suppe geben und 2 Minuten kochen, dann vom Herd nehmen.

Die Suppe mit Basilikum und Frühlingszwiebeln bestreuen und mit einem Spritzer Zitronensaft servieren.

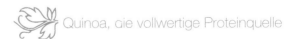

Quinoa, die vollwertige Proteinquelle

Proteine sind entscheidend für die gesunde Funktion unserer Zellen, was während einer Krebsbehandlung besonders wichtig ist. Quinoa – »Kinoa« gesprochen – ist ein außergewöhnlich guter pflanzlicher Eiweißlieferant. Im Gegensatz zu allen anderen proteinreichen Getreiden und Hülsenfrüchten enthält sie nämlich alle neun essenziellen Aminosäuren, die unser Körper benötigt. Das aus Lateinamerika stammende alte Getreide war Grundnahrungsmittel der Inkas. Ballaststoffreich und glutenfrei ist Quinoa für uns heute ebenso wertvoll.

Würzige Linsen-Tomaten-Suppe

Für 4 Personen

2 TL Olivenöl

1 kleine rote Zwiebel, geschält und fein gehackt

2 Knoblauchzehen, geschält und zerdrückt

2 TL gemahlener Kreuzkümmel

1 TL geräuchertes Paprikapulver

1 TL gemahlene Kurkuma

120 g rote Linsen

1 l salzarme Gemüsebrühe

400 g große Tomaten, grob gehackt

1 kleine Handvoll frische Korianderblätter, grob gehackt

Zitronenspalten zum Servieren

Diese leicht pikante Suppe ist dank der herzhaften roten Linsen und der frischen Tomaten ein wunderbares Mittagessen, eignet sich aber auch als Abendessen.

Das Öl auf schwacher bis mittlerer Stufe in einem großen Topf erhitzen, dann die Zwiebeln 5 Minuten glasig dünsten. Wenn sie zu trocken werden, ein wenig Waser hinzugeben.

Knoblauch, Kreuzkümmel, Paprikapulver und Kurkuma einrühren und 1 Minute rösten. Linsen, Gemüsebrühe und gehackte Tomaten hinzugeben und zum Kochen bringen. Die Temperatur reduzieren und 15–20 Minuten köcheln lassen, bis die Linsen weich sind.

Man kann die Suppe servieren, wie sie ist, oder nach Belieben mit dem Pürierstab glatt pürieren.

Die Suppe mit ein wenig Koriander bestreuen und mit einer Zitronenspalte zum Beträufeln servieren.

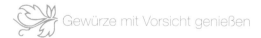

Gewürze mit Vorsicht genießen

Die Geschmacksknospen stumpfen während der Krebsbehandlung oft ab, wogegen Gewürze helfen. Sind aber Mund- und/oder Rachenschleimhaut aufgrund der Strahlen- oder Chemotherapie entzündet, sollte man sich mit Gewürzen zurückhalten. Capsaicin etwa, das für die Schärfe von Chilischoten verantwortlich ist, verschlimmert die Entzündungen. Achten Sie darauf, welche Gewürze Ihr Körper verträgt, und lassen Sie Unverträgliches weg. Sie können auch Kräuter und aromatische Gemüse zum Würzen verwenden.

Pastinaken-Apfel-Ingwer-Suppe

Für 4 Personen

2 TL Olivenöl

1 kleine Zwiebel, geschält und fein gehackt

2,5 cm großes Stück Ingwer, geschält und fein gerieben

1 TL gemahlener Kreuzkümmel

1 TL gemahlene Kurkuma

500 g Pastinaken (idealerweise jung und klein), geschält und grob gehackt

1 mittelgroßer Boskop-Apfel (rund 200 g), geschält, entkernt und grob gehackt

1 l salzarme Gemüsebrühe

frisch gemahlener schwarzer Pfeffer

Erdigen Pastinaken und säuerlichen Äpfeln schenkt der Ingwer wohlige Wärme und vermählt sie zu einer köstlichen, sättigenden Suppe, die ideal ist für bitterkalte Tage.

Das Olivenöl bei schwacher bis mittlerer Hitze in einem mittelgroßen Topf erhitzen, dann Zwiebel und Ingwer 5 Minuten sanft anbraten, bis sie weich sind. Sollten sie zu trocken werden, etwas Wasser hinzugeben.

Kreuzkümmel und Kurkuma einstreuen und 1 weitere Minute rösten, bis die Gewürze zu duften beginnen.

Pastinake und Apfel hinzugeben, gründlich umrühren und die Brühe hinzugießen. Zum Kochen bringen, dann die Temperatur reduzieren und 20 Minuten köcheln lassen, bis Pastinake und Apfel sehr weich sind.

Die Suppe mit dem Pürierstab oder im Standmixer glatt pürieren, bis sie cremig und geschmeidig ist.

Bei Bedarf wieder erhitzen, ein wenig Pfeffer aus der Mühle darüberstreuen und servieren.

Selleriesuppe mit Rucola-Petersilien-Gremolata

Für 4 Personen

2 TL Olivenöl

1 Zwiebel, geschält und grob gehackt

2 Selleriestange, grob in Stücke geschnitten

1 mittelgroße Sellerieknolle, geschält und grob gehackt

1,2 l salzarme Gemüsebrühe

frisch gemahlener schwarzer Pfeffer

Für die Gremolata

1 Knoblauchzehe

fein abgeriebene Schale und Saft von ½ Zitrone

1 Handvoll glatte Petersilienblätter

1 Handvoll Rucola

3 TL natives Olivenöl extra

Mit seinem süßen, erdigen Geschmack ergibt Sellerie eine wunderbare herzhafte Suppe. Die Gremolata verleiht ihr eine schöne, frische Zitrusnote.

Das Olivenöl bei schwacher bis mittlerer Hitze in einem großen Topf erhitzen, dann Zwiebeln und Selleriestange 5 Minuten andünsten, bis sie weich werden. Bei Bedarf etwas Wasser hinzugeben.

Knollensellerie und Brühe hinzugeben und 20 Minuten köcheln lassen, bis der Knollensellerie weich ist.

In der Zwischenzeit alle Zutaten für die Gremolata in den Mixer geben und mit der Intervallschaltung fein hacken. Die Konsistenz der Gremolata kann ganz nach Belieben mit ein wenig Wasser (ca. 1 EL) verdünnt werden.

Die Suppe mit dem Pürierstab oder im Standmixer glatt und cremig pürieren. Ein wenig Gremolata auf die Suppe geben, ein wenig Pfeffer aus der Mühle darüberstreuen und servieren.

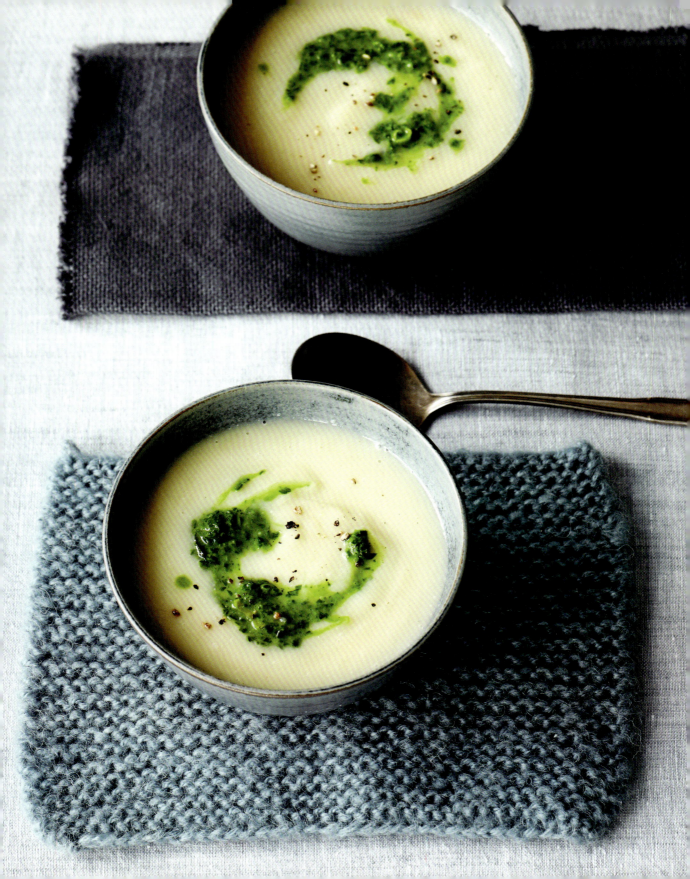

Blumenkohl-Knoblauch-Suppe

Für 4 Personen

1 großer Blumenkohl (ca. 900 g), in Röschen zerteilt

6 Knoblauchzehen, ungeschält

1 große Zwiebel, geschält und in dicke Ringe geschnitten

1 TL Kümmelsamen

1 TL Thymianblätter

2 TL Olivenöl

1,2 l salzarme Gemüsebrühe

fein abgeriebene Schale von ½ Zitrone

frisch gemahlener schwarzer Pfeffer

Durch Rösten weckt man die süßen Nussaromen dieses bescheidenen Gemüses, wodurch es noch köstlicher wird. Hier werden die Blumenkohlröschen mit Knoblauch angeröstet und dann zu einer samtigen Suppe mit himmlischer Aromentiefe püriert.

Den Backofen auf 200 °C vorheizen.

Die Blumenkohlröschen mit Knoblauch und Zwiebel in eine große Schüssel geben. Mit Kümmel und Thymian bestreuen, mit Olivenöl beträufeln und gründlich durchheben.

Die Blumenkohlröschen in einer Lage auf einem Backblech verteilen (möglicherweise sind zwei Bleche nötig). 20–25 Minuten im Backofen rösten, bis das Gemüse leicht gebräunt und gar ist. Nach der Hälfte der Garzeit wenden.

Die Knoblauchzehen herausnehmen und die Schalen entfernen, sobald sie ein wenig abgekühlt sind. Das geröstete Gemüse mit Knoblauch und Brühe in den Mixer geben und glatt pürieren.

Die Suppe mit ein wenig Zitronenschale und frisch gemahlenem schwarzem Pfeffer garniert servieren.

Topinambur-Maronen-Suppe

Für 4 Personen

750 g Topinamburknollen

Saft von ½ Zitrone

2 TL Sonnenblumenöl

1 Zwiebel, geschält und fein gehackt

2 Knoblauchzehen, geschält und zerdrückt

1 EL Thymianblätter, grob gehackt

100 g vorgegarte geschälte Maronen (aus dem Vakuumpack)

1 l salzarme Hühner- oder Gemüsebrühe

frisch gemahlener schwarzer Pfeffer

1 Handvoll glatte Petersilienblätter, grob gehackt, zum Servieren

Diese herrlich wärmende Suppe ist ideal für kalte Wintertage und eignet sich hervorragend als Vorspeise für die Weihnachtsfeiertage.

Die Topinamburknollen schälen und grob hacken und danach sofort in eine Schüssel mit kaltem Wasser und etwas Zitronensaft geben, damit sie nicht dunkel werden.

Das Öl bei schwacher bis mittlerer Hitze in einem großen Topf erhitzen, dann die Zwiebel 5 Minuten sanft anbraten, bis sie weich wird. Bei Bedarf etwas Wasser einrühren. Knoblauch und Thymian hinzugeben und eine weitere Minute braten.

Den Topinambur abtropfen lassen und mit den Maronen in den Topf geben. Gründlich durchrühren und mit der Brühe übergießen. Zum Kochen bringen, dann die Temperatur reduzieren und 10–15 Minuten köcheln lassen, bis der Topinambur weich ist.

Die Mischung im Mixer glatt mixen, mit schwarzem Pfeffer abschmecken und mit Petersilie bestreut servieren.

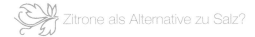 *Zitrone als Alternative zu Salz?*

Ein Spritzer Zitronensaft kann das Aromenprofil eines süßen oder herzhaften Gerichtes verändern. Säure regt genau wie Salz unseren Speichelfluss an, was den Appetit erhöht. Da die meisten von uns ungesund viel Salz zu sich nehmen, sollte man ruhig einmal ein wenig Zitrone übers Essen träufeln, statt zur Salzmühle zu greifen. Natürlich ist dies nicht ratsam, wenn Sie aufgrund von Strahlen- oder Chemotherapie an einer Entzündung der Mund- und/oder Rachenschleimhaut leiden.

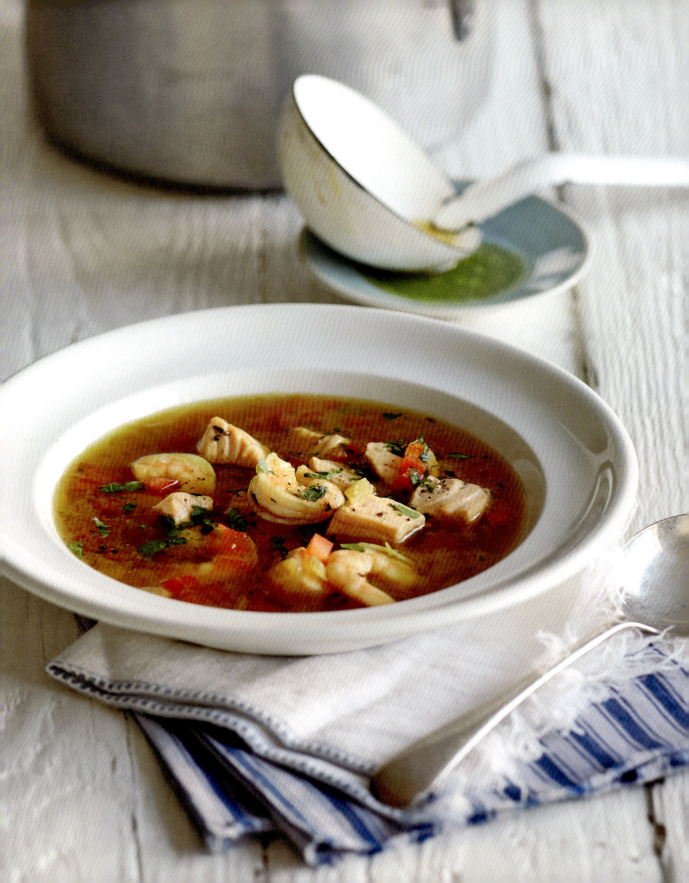

Meeresfrüchtesuppe mit Safran und Fenchel

Für 4 Personen

2 TL Olivenöl

2 Schalotten, geschält und fein gehackt oder in feine Ringe geschnitten

1 feine innere Selleriestange, fein gehackt

1 kleine Fenchelknolle, fein gehackt

2 Knoblauchzehen, geschält und zerdrückt

1 Prise Safranfäden

1 l salzarme Fischbrühe

2 Thymianzweige, Blätter abgezupft

2 große Tomaten, geviertelt, entkernt und fein gewürfelt

250 g Lachsfilet ohne Haut, in 2 cm große Stücke geschnitten

180 g rohe Riesengarnelen, geputzt

1 kleine Handvoll glatte Petersilienblätter, gehackt

Safran, Fenchel und Meeresfrüchte sind wie füreinander gemacht. In dieser köstlichen mediterranen Suppe unterstreicht der Safran das delikate Fenchelaroma und die Süße von Lachs und Garnelen.

Das Olivenöl bei schwacher bis mittlerer Hitze in einem großen Topf erhitzen, dann Schalotten, Sellerie und Fenchel unter gelegentlichem Rühren 8–10 Minuten anbraten, bis sie weich sind. Bei Bedarf etwas Wasser hinzugeben.

Den Knoblauch hinzugeben und eine weitere Minute braten, dann die Safranfäden zwischen den Fingern zerreiben und direkt in den Topf geben. Mit Brühe übergießen, Thymian und Tomaten einrühren und zum Kochen bringen.

Die Lachsstücke in den Topf geben, die Temperatur reduzieren und 2 Minuten köcheln lassen. Dann die Garnelen hinzugeben und 1–2 Minuten köcheln lassen, bis sie milchig und rosa sind.

Die Suppe mit etwas gehackter Petersilie garniert servieren.

Vietnamesische Hühnersuppe (Pho Ga)

Für 4–6 Personen

Für die Brühe

2 Zwiebeln, geschält und halbiert

4 cm großes Stück Ingwer, geschält und grob in Stücke geschnitten

2 Zimtstangen

1 TL schwarze Pfefferkörner

3 Stücke Sternanis

1 ofenfertiges Suppenhuhn (ca. 1,5 kg)

1 Möhre, geschält und grob gehackt

2 Selleriestangen, grob gehackt

1,5 l salzarme Hühnerbrühe (am besten frisch gekocht)

Für die Suppe

1 Chinakohl, gehobelt

1 EL Fischsauce

2 TL Ahornsirup

6 Frühlingszwiebeln, in Ringe geschnitten

100 g Bohnensprossen

je 1 Handvoll Minze-, Koriander- und Basilikumblätter

1 rote Chilischote, in Ringe geschnitten (nach Belieben)

Zum Servieren

Limettenspalten

Diese duftende, beruhigende und magenschonende Hühnersuppe ist eine tolle Erweiterung für jede Rezeptsammlung und liefert ein paar köstliche Hühnchenreste für Salat und Sandwiches.

Den Backofengrill vorheizen. Zwiebeln und Ingwer auf einem Backblech verteilen und auf oberster Schiene unter gelegentlichem Wenden 4–5 Minuten bräunen.

In einen großen, ofenfesten Topf oder Bräter geben (groß genug für das Huhn) und Zimt, Pfefferkörner und Sternanis hinzugeben.

Das Huhn in den Bräter legen und Möhre und Sellerie darum herum verteilen. Mit Brühe übergießen und mit Wasser aufgießen, bis das Huhn bedeckt ist. Bei mittlerer Hitze zum Kochen bringen.

Die Temperatur leicht reduzieren und 50–60 Minuten sanft köcheln lassen, bis das Huhn durchgegart und zart ist. Das Huhn herausheben und zum Abkühlen beiseitestellen. Die Brühe kochen, bis sie auf 1,2 Liter reduziert ist, dann durch ein Sieb abseihen.

Die Haut des Huhns abziehen und wegwerfen, dann das Fleisch vom Knochen lösen und in mundgerechte Stücke zupfen.

Die Brühe wieder erhitzen, Chinakohl, Fischsauce und Ahornsirup einrühren und 1 Minute köcheln lassen.

Die Suppe in vorgewärmte Schalen geben, je eine Portion Hühnerfleisch hineingeben und mit Frühlingszwiebeln, Bohnensprossen, Kräutern und Chili (falls verwendet) bestreuen. Mit Limettenspalten zum Beträufeln servieren.

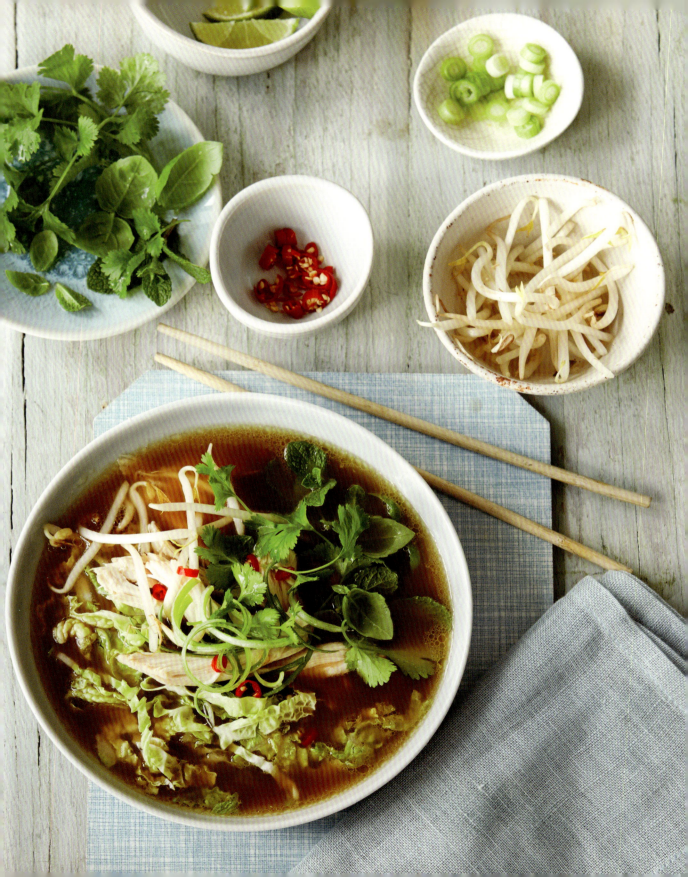

Italienische Bohnensuppe mit Basilikum-Petersilien-Pesto

Für 4 Personen

2 TL Olivenöl

1 Zwiebel, geschält und fein gehackt

1 Möhre, geschält und fein gehackt

3 Knoblauchzehen, geschält und zerdrückt

2 Lorbeerblätter

2 Thymianzweige

1 EL Tomatenmark

1 Zucchini, gewürfelt

1 l salzarme Gemüsebrühe

400 g Tomaten, geviertelt, entkernt und grob gehackt

400 g weiße Bohnen aus der Dose, abgetropft

200 g Wirsing, gehobelt

Für das Pesto

1 Knoblauchzehe, geschält

je 1 Handvoll Basilikum- und glatte Petersilienblätter

20 g Parmesan, fein gerieben

2 TL Olivenöl

4 EL Wasser

Diese herzhafte Gemüse-Bohnen-Suppe wird mit einem Löffel Pesto garniert serviert und ist wunderbar für kalte Wintertage, an denen sie wärmt und wohlig nährt.

Das Olivenöl auf schwacher bis mittlerer Stufe in einem großen Topf erhitzen. Zwiebel und Möhre hineingeben und 5 Minuten anbraten, bis sie weich sind. Bei Bedarf etwas Wasser dazugießen. Den Knoblauch hinzugeben und 1 Minute braten.

Lorbeerblätter, Thymian, Tomatenmark, Zucchini und Brühe hinzugeben, aufkochen und 10 Minuten köcheln lassen, dann Tomaten, Bohnen und Kohl hinzugeben und weitere 5 Minuten köcheln, bis der Kohl weich ist.

Für das Pesto einfach Knoblauch, Kräuter, Parmesan und Olivenöl im Mixer zu einer dicken Paste mixen. Kaltes Wasser einträufeln und kurz mit der Intervallschaltung mixen, bis die gewünschte Konsistenz erreicht ist.

Die Suppe mit einem Löffel Pesto garniert servieren.

Fünfmal *Nüsse und Samen*

Nüsse und Samen geben Gerichten und Snacks nicht nur zusätzlich Geschmack, sondern liefern auch unzählige Nährstoffe. Besonders Flavonoide (in Mandelhäuten) und Phytosterine (konzentriert in Sesamsamen) helfen, den Cholesterinspiegel zu senken. Streuen Sie also beherzt los …

Hanfsamen-Leinsamen-Sonnenblumen-Mix

Je 4 EL geschälte Hanfsamen, Leinsamen und Sonnenblumenkerne vermengen. 2 TL Zimtpulver unterheben und den Mix über Smoothies, Porridge oder Birchermüsli (siehe S. 23) streuen.

Pfeffer-Pekannüsse mit Ahornsirup

100 g Pekannusshälften in der Pfanne rösten, bis sie duften, dann ¼ TL gemahlenen schwarzen Pfeffer und 2 TL Ahornsirup hinzugeben und rösten, bis alles verklebt. Abkühlen lassen und als Snack oder Salat-Topping genießen oder hacken und über Pastinaken-Apfel-Ingwer-Suppe (siehe S. 49) streuen.

Pinienkern-Oregano-Tomaten-Mix

8 sonnengetrocknete Tomaten (nicht in Öl) mit 2 EL Pinienkernen und 2 TL getrocknetem Oregano im Standmixer recht fein zerkleinern. Schmeckt köstlich über Salate und Suppen, wie die Italienische Bohnensuppe gegenüber, gestreut.

Geröstete Soja-Mandeln und Sesamsamen

100 g rohe Mandeln, 2 EL Sesamsamen, 1 TL Pflanzenöl und 1 EL salzarme Sojasauce in einer Rührschüssel vermengen. Im Backofen bei 180 °C 10–15 Minuten rösten. Den Nuss-Samen-Mix leicht abkühlen lassen und grob hacken. Die Nüsse schmecken wunderbar als Snack oder können auf asiatische Salate wie Geflügelsalat mit Mandarinen und Cashewkernen (siehe S. 77) gestreut werden.

Paprika-Sonnenblumenkerne

100 g Sonnenblumenkerne mi 1 TL Olivenöl und 1 TL geräuchertem Paprikapulver einige Minuten in der Pfanne rösten. Die Mischung ist köstlich zu Salaten wie Linsen-Halloumi-Salat (siehe S. 80).

Salate

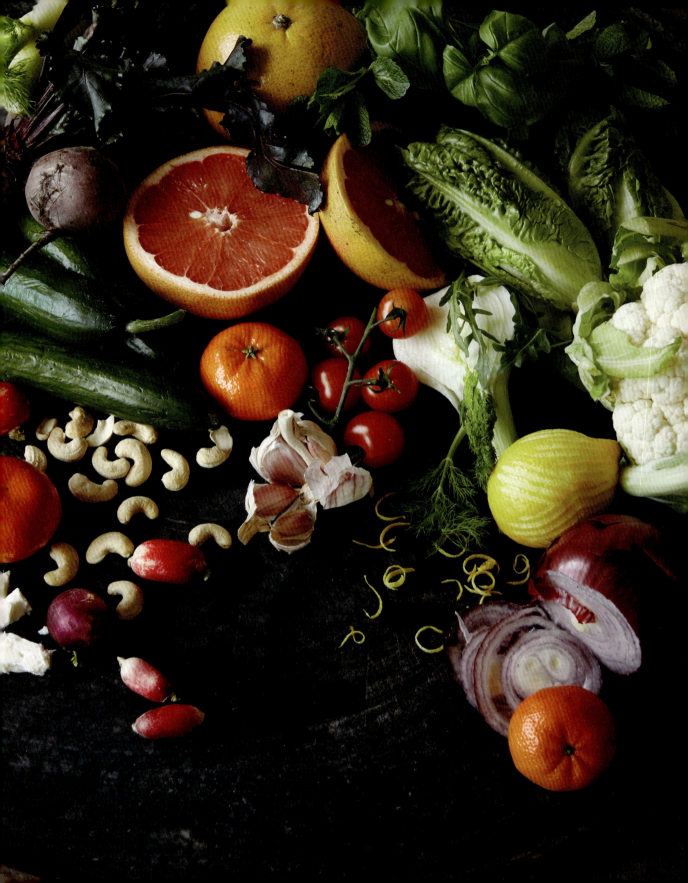

Fenchelsalat mit Zitrusfrüchten

Für 4 Personen

2 Fenchelknollen, harte äußere Blätter entfernt

1 ½ TL Fenchelsamen

2 große Orangen

1 große Pink Grapefruit

100 g Rucola oder Brunnenkresse

Saft von 2 Limetten

3 TL Olivenöl

frisch gemahlener schwarzer Pfeffer

Dieser erfrischende Salat bietet eine spannende Kombination aus Geschmacksrichtungen und Texturen. Für sich allein ist er ein tolles leichtes Mittagessen, er passt aber auch gut zu Fisch wie Makrele, Lachs oder Forelle.

Den Fenchel sehr fein schneiden, in eine große Schüssel geben und mit den Fenchelsamen bestreuen.

Die Zitrusfrüchte vorbereiten: Von Orange und Grapefruit Deckel und Fuß abschneiden, dann Schale und weiße Wachshaut in Streifen längs abschneiden, sodass das Fruchtfleisch offen liegt. Nun mit dem Messer entlang der Häute einschneiden, die Filets auslösen und zum Fenchel geben.

Ist das gesamte Fruchtfleisch ausgelöst, den Saft aus dem Rest der Orange und der Grapefruit ausdrücken und mit zum Salat geben. Den Salat 5 Minuten ziehen lassen, damit der Fenchel etwas weicher wird.

Kurz vor dem Servieren Rucola oder Brunnenkresse unterheben. Limettensaft und Olivenöl verquirlen und über den Salat träufeln. Großzügig mit Pfeffer würzen und servieren.

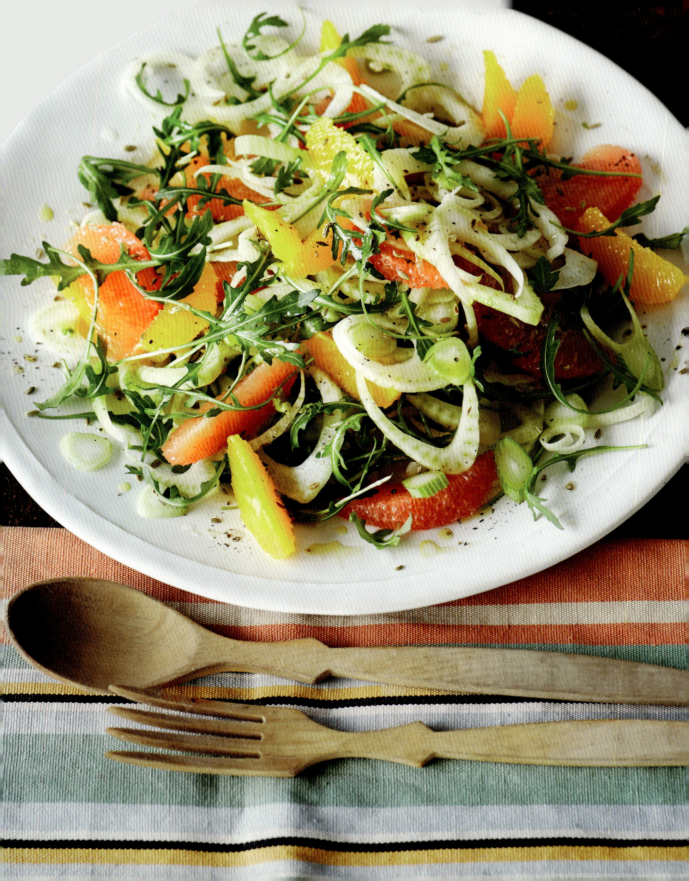

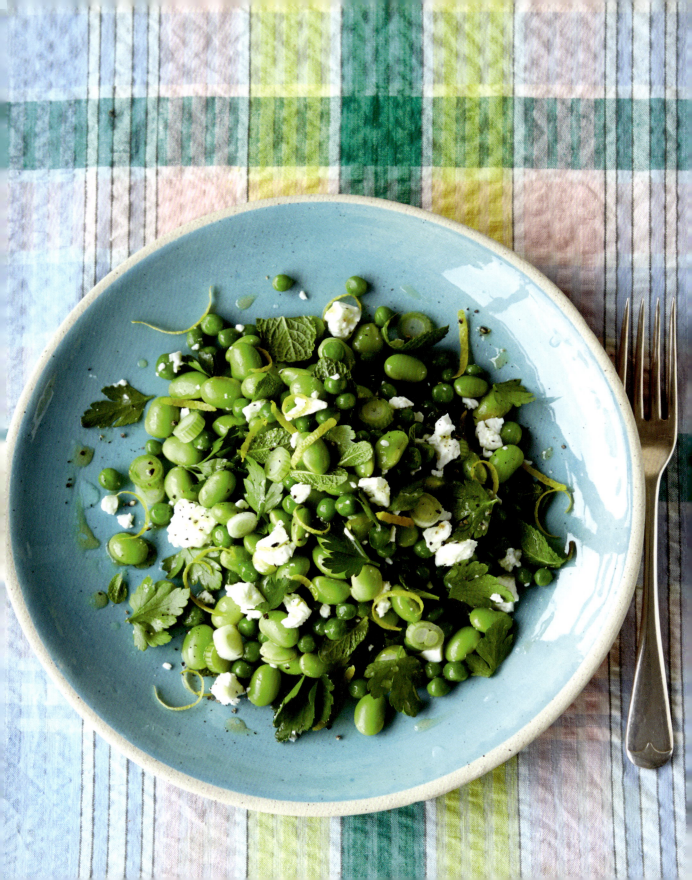

Edamame-Erbsen-Salat mit Zitrone

Für 4 Personen

200 g gepulte Edamame (frisch oder tiefgekühlt)

200 g gepulte Erbsen (frisch oder tiefgekühlt)

fein abgezogene Schale (in Streifen) und Saft von 1 Zitrone

4 Frühlingszwiebeln, in dünne Ringe geschnitten

1 kleine Handvoll glatte Petersilienblätter, grob gehackt

1 kleine Handvoll Minzeblätter, grob gehackt

40 g leichter Feta, zerkrümelt

frisch gemahlener schwarzer Pfeffer

Süße, zarte Erbsen und Edamame-Bohnen harmonieren perfekt mit Zitrone und Feta und ergeben einen leichten Salat, der sich in wenigen Minuten zubereiten lässt.

Einen mittelgroßen Topf mit Wasser zum Kochen bringen und die Edamame 4 Minuten köcheln lassen. Dann die Erbsen hineingeben und eine weitere Minute köcheln lassen, dann abgießen und unter kaltem Wasser abschrecken.

Die abgekühlten Bohnen und Erbsen mit den restlichen Zutaten vermengen und gründlich durchheben. Mit Pfeffer abschmecken und sofort servieren.

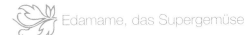 Edamame, das Supergemüse

Diese grünen Sojabohnen sind das einzige Gemüse, das als vollwertiger Proteinlieferant gilt, da sie alle neun essenziellen Aminosäuren enthalten. Edamame sind aber auch gute Lieferanten für Vitamine, Mineralien, Ballaststoffe und sekundäre Pflanzenstoffe, die potenziell das Krebswachstum hemmen. Frisch sind sie selten erhältlich, aber tiefgekühlt finden sie sich in gut sortierten Supermärkten und in Asialäden. Da sie direkt nach der Ernte enthülst und eingefroren werden, bleibt ihr Nährstoffgehalt größtenteils erhalten.

Zuckerschoten-Quinoa-Salat mit Pistazien

Für 4 Personen

200 g Quinoa

500 ml salzarme Gemüsebrühe oder Wasser

200 g Zuckerschoten, längs halbiert

4 Frühlingszwiebeln, in dünne Ringe geschnitten

je 1 kleine Handvoll Schnittlauch, Petersilie- und Minzeblätter, grob gehackt

40 g ungeröstete und ungesalzene Pistazien, grob gehackt

1 ½ TL Ahornsirup

Saft von 1 Zitrone

1 EL Olivenöl

1 Prise getrocknete Chiliflocken (nach Belieben)

Knackig-süße Zuckerschoten und Pistazien verleihen der milden Quinoa Biss. Das Getreide lässt sich gut am Vortag vorkochen und im Kühlschrank aufbewahren. Sie müssen auch nicht alle Kräuter auf Vorrat haben. Eine Mischung aus zwei Kräutern ist ebenso köstlich.

Für die Quinoa Brühe oder Wasser in einem mittelgroßen Topf zum Kochen bringen und das Getreide hineingeben. Bei mittlerer Hitze rund 15 Minuten köcheln lassen, bis die Quinoa alle Flüssigkeit aufgenommen hat und weich ist, aber noch Biss hat. Bei Bedarf etwas mehr Wasser hinzugeben.

Die Quinoa in ein Sieb geben und kurz unter kaltem Wasser abschrecken, dann beiseitestellen.

Die Zuckerschoten in eine Salatschüssel geben und Frühlingszwiebeln, Kräuter und Pistazien darüberstreuen.

Den Ahornsirup mit Zitronensaft, Olivenöl und Chiliflocken (nach Belieben) verquirlen und über den Salat träufeln.
Die Quinoa hinzugeben, gründlich durchheben und servieren.

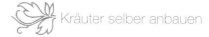 Kräuter selber anbauen

Kräuter sind komplexe Lebensmittel, reich an Antioxidantien, Vitaminen und Mineralien. Sobald sie geerntet sind, verlieren sie allerdings schnell ihre Nährstoffe. Am besten baut man sie daher selber in Töpfen auf der Fensterbank oder im Garten an und pflückt und verarbeitet sie frisch, um den besten Geschmack und ein Maximum an Nährstoffen zu erhalten.

Spargel-Bohnen-Salat

Für 4 Personen

400 g grüner Spargel

2 TL Olivenöl

1 TL Sojasauce

2 Schalotten, geschält und fein gehackt

Saft von 1 Zitrone

2 × 400 g weiße Bohnen aus der Dose, abgetropft

2 große Tomaten, geviertelt, entkernt und grob gehackt

1 Handvoll glatte Petersilienblätter, grob gehackt

2 EL fein gehackter Schnittlauch

frisch gemahlener schwarzer Pfeffer

Gegrillter grüner Spargel und cremig-weiche weiße Bohnen ergeben mit dem zitronigen Soja-Dressing einen köstlichen Frühlingssalat.

Den Backofengrill vorheizen.

Die holzigen Enden der Spargelstangen abbrechen und die Stangen in 5 cm lange Stücke schneiden. 1 TL Olivenöl durchheben und mit Sojasauce und schwarzem Pfeffer würzen. Auf einem mit Grillfolie ausgelegten Backblech verteilen und 5–6 Minuten auf oberster Schiene grillen, bis der Spargel zart und leicht gebräunt ist, aber noch Biss hat. Zum Abkühlen beiseitestellen.

In der Zwischenzeit die Schalotten mit dem Zitronensaft mischen und ziehen lassen, sodass die Schalotten etwas milder werden.

Weiße Bohnen und Tomaten in einer großen Schüssel mit den Zitronen-Schalotten durchheben. Spargel und Kräuter hinzugeben, erneut kurz umrühren und servieren.

Orientalischer Rote-Bete-Salat mit Grapefruit-Dressing

Für 4 Personen

fein abgeschälte Zesten (Schalenstreifen) und Saft von 1 Pink Grapefruit

2 TL Ahornsirup

4 mittelgroße Rote Bete (je ca. 150 g)

½ rote Zwiebel, geschält und in dünne Ringe geschnitten

Saft von 1 Zitrone

100 g Radieschen, geviertelt oder in Scheiben geschnitten

je 1 kleine Handvoll Dill, Basilikum-, Koriander- und Petersilienblätter

¼ TL gemahlener Sumach

Rote Bete präsentiert sich in diesem von einem traditionellen orientalischen Rezept inspirierten Salat einmal ganz anders. Die Zubereitung dauert ein wenig, aber diesen Salat werden Sie wegen seines erdigen und frischen Geschmacks garantiert immer wieder machen.

Das Dressing zubereiten: Grapefruitzesten und -saft mit Ahornsirup in einen Topf geben und bei mittlerer Hitze zum Kochen bringen. Die Temperatur reduzieren und 5–10 Minuten köcheln lassen, bis ein leichter Sirup entsteht. In eine Schüssel geben und während der Zubereitung des Salats abkühlen lassen.

Die Rote Bete schälen und mit dem Hobel (falls vorhanden) in hauchdünne Scheiben schneiden.

Rote Bete und Zwiebeln in eine Salatschüssel geben und mit Zitronensaft beträufeln. 5 Minuten ziehen lassen. Der Zitronensaft macht die Rote Bete weicher und nimmt der Zwiebel ihren scharfen Biss.

Die Rote Bete mit den Zwiebeln, Radieschen und Kräutern durchheben und mit dem Sumach bestreuen. Mit dem Dressing beträufeln und servieren.

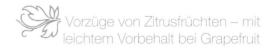 Vorzüge von Zitrusfrüchten – mit leichtem Vorbehalt bei Grapefruit

Zitrusfrüchte sind erstklassige Lieferanten von Vitamin C, einem wichtigen Antioxidans, das unser Immunsystem stärkt. Zudem enthalten sie Flavonoide, die möglicherweise krebshemmende Wirkung haben. Sie sollten aber bedenken, dass Grapefruit die Wirkung von Medikamenten beeinflussen kann. Fragen Sie daher Ihren Arzt, ob Sie Grapefruit essen dürfen.

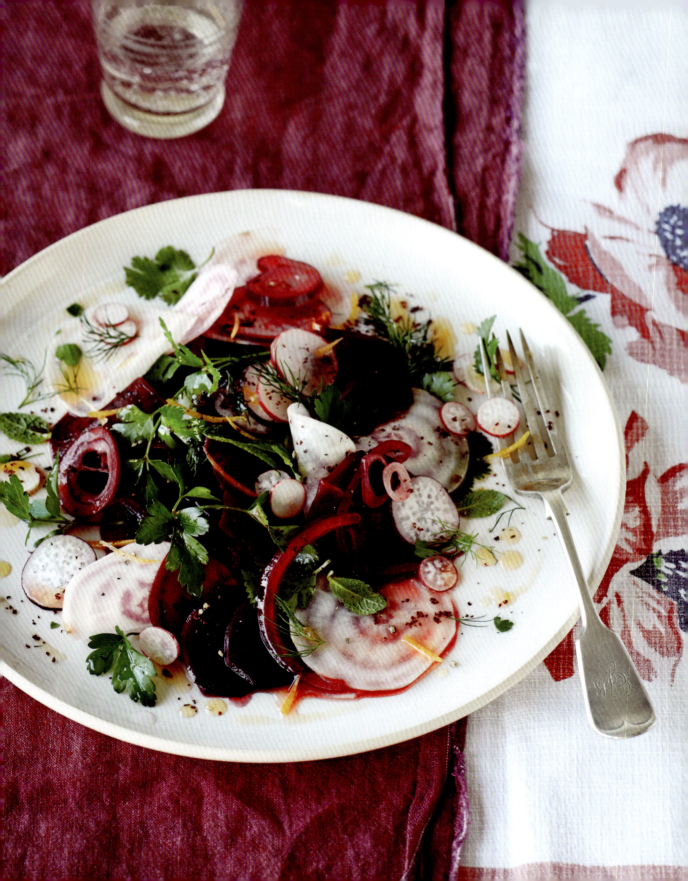

Kürbis-Graupen-Salat

Für 4 Personen

150 g Perlgraupen

500 g Butternut-Kürbis

1 TL gemahlener Zimt

1 EL plus 2 TL Olivenöl

4 Frühlingszwiebeln, in Ringe geschnitten

1 Handvoll glatte Petersilienblätter, grob gehackt

40 g rohe Mandeln, grob gehackt

40 g leichter Feta, zerkrümelt

Saft von 2 Zitronen

½ TL gemahlener Sumach

frisch gemahlener schwarzer Pfeffer (nach Belieben)

Dieser vollwertige Herbstsalat schmeckt kalt und warm. Der Feta verleiht ihm eine köstliche salzige Note, der Salat schmeckt aber auch ohne den Käse.

Den Backofen auf 200 °C vorheizen.

Einen großen Topf mit Wasser zum Kochen bringen. Die Perlgraupen in einem Sieb abspülen, um überschüssige Stärke zu entfernen. Dann ins Wasser geben und 30 Minuten kochen, bis sie zart sind, aber noch Biss haben.

In der Zwischenzeit den Kürbis schälen, halbieren, die Kerne entfernen und das Fruchtfleisch in 1–2 cm große Stücke schneiden. Den Kürbis mit Zimt und 1 EL Olivenöl gleichmäßig vermengen. In eine große Auflaufform geben und 20–25 Minuten rösten, bis der Kürbis weich und gebräunt ist.

Die Perlgraupen abgießen, kurz unter kaltem Wasser abschrecken und gründlich abtropfen lassen.

Kürbis und Perlgraupen in einer Schüssel vermengen und mit Frühlingszwiebeln, Petersilie, Mandeln und Feta bestreuen.

Die restlichen 2 TL Olivenöl mit Zitronensaft und Sumach verquirlen und über den Salat träufeln. Durchheben und zum Schluss (nach Belieben) etwas schwarzen Pfeffer darüberstreuen. Sofort servieren oder zuvor ein wenig abkühlen lassen.

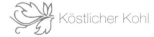 Köstlicher Kohl

Kohlsorten wie Grünkohl, Brokkoli oder Blumenkohl stecken voller wichtiger Vitamine und Mineralien, sind eine kalorienarme Proteinquelle und erstklassige Ballaststofflieferanten. Zudem enthalten sie Senfölglykoside, von denen einige Studien vermuten lassen, dass sie das Risiko mancher Krebsarten verringern.

Blumenkohlsalat mit Tahine-Dressing

Für 4 Personen

1 mittelgroßer Blumenkohl, in mundgerechte Röschen zerteilt

4 Knoblauchzehen, ungeschält

2 TL Olivenöl

1 kleine rote Zwiebel, geschält und in Spalten geschnitten

1 ½ TL gemahlener Kreuzkümmel

1 TL gemahlene Kurkuma

fein abgeriebene Schale und Saft von 1 Zitrone

2 EL Tahine

4 EL Wasser

80 g Salatherz, in Blätter zerteilt

1 kleine Handvoll glatte Petersilienblätter, grob gehackt

1 kleine Handvoll Korianderblätter, grob gehackt

frisch gemahlener schwarzer Pfeffer

Dieser Salat schmeckt dank seines himmlisch würzigen Geschmacks sowohl warm als auch kalt. Man kann den Blumenkohl auch am Vortag rösten, damit sich sein Geschmack besser entfaltet, und den Salat dann kalt servieren.

Den Backofen auf 200 °C vorheizen.

Den Blumenkohl in eine große Schüssel geben. Zwei Knoblauchzehen schälen, zerdrücken und mit Olivenöl, Zwiebelspalten, Kreuzkümmel, Kurkuma, Zitronenschale und der Hälfte des Zitronensafts zum Blumenkohl geben. Nach Geschmack mit Pfeffer würzen.

Gründlich durchheben, damit der Blumenkohl gleichmäßig mit den Gewürzen überzogen ist. Die Mischung dann auf einem Backblech oder in einem großen Bräter verteilen und die restlichen beiden Knoblauchzehen zwischen das Gemüse stecken.

20–25 Minuten im Backofen rösten, bis der Blumenkohl gebräunt und weich ist, innen aber noch ein wenig Biss hat. Nach der Hälfte der Garzeit wenden. Beiseitestellen und leicht abkühlen lassen. Die Knoblauchzehen herausnehmen und aufbewahren.

Für das Dressing die gerösteten Knoblauchzehen aus der Schale drücken und mit der Gabel zerdrücken. Mit Tahine, dem restlichen Zitronensaft und Wasser verquirlen.

Die Salatblätter in einer großen Schüssel mit den Kräutern durchheben, dann den gerösteten Blumenkohl hinzugeben und mit dem Dressing übergießen. Erneut vorsichtig durchheben und servieren.

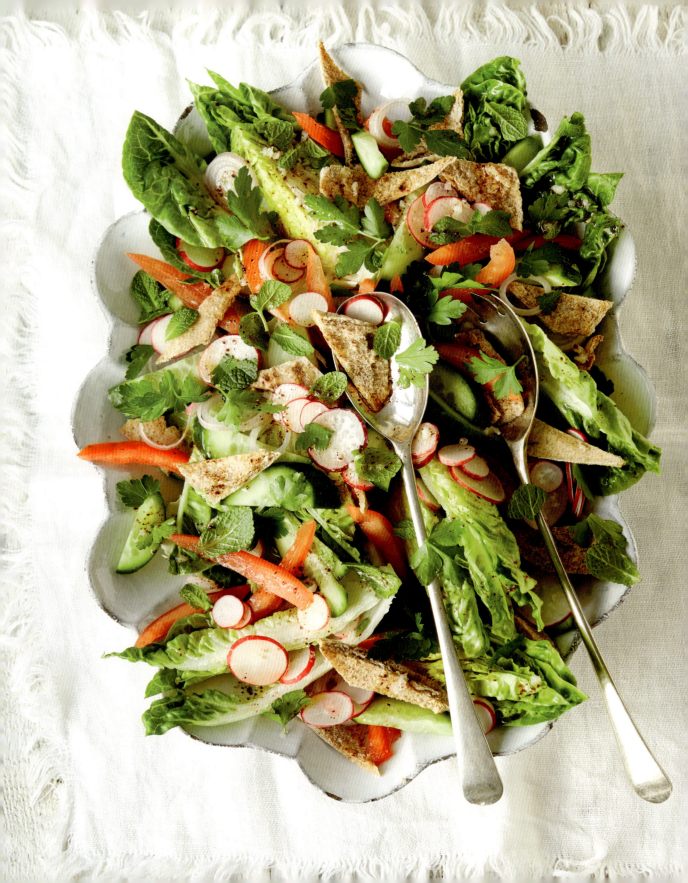

Fattoush

Für 4 Personen

½ große Salatgurke

3 Romana-Salatherzen

4 große Tomaten, geviertelt, entkernt und in Streifen geschnitten

8 Radieschen, in Scheiben geschnitten

2 kleine Schalotten, geschält und in dünne Ringe geschnitten

1 kleine Handvoll Minzeblätter, grob gehackt

1 kleine Handvoll glatte Petersilienblätter

2 Vollkorn-Pitabrote

3 TL Olivenöl

2 Knoblauchzehen, geschält und zerdrückt

Saft von 1 Zitrone

1 TL gemahlener Sumach

Dieser frische Brotsalat aus dem Nahen Osten vereinigt das Beste, was ein Sommersalat an Zutaten zu bieten hat: Tomaten, Radieschen, Blattsalat, Gurke und Kräuter. Mit dem Dressing aus Zitronensaft, Knoblauch und Sumach und dem gerösteten Pitabrot ergibt das eine unwiderstehliche Kombination.

Den Backofengrill vorheizen.

Die Gurke längs halbieren, in Scheiben schneiden und in eine große Salatschüssel geben. Die Salatherzen in Blätter teilen, größere Blätter klein zupfen und in die Schüssel geben. Mit Tomaten, Radieschen, Schalotten und Kräutern durchheben.

Das Pitabrot in eine zweite Schüssel geben. Olivenöl und Knoblauch verquirlen und die Hälfte der Mischung über das Brot träufeln und es darin wenden. Auf ein beschichtetes Backblech legen und auf mittlerer Schiene 2–3 Minuten hellgolden rösten und zwischendurch wenden. In mundgerechte Stücke schneiden und beiseitestellen.

Zitronensaft und Sumach mit der restlichen Olivenöl-Knoblauch-Mischung verquirlen und über den Salat träufeln. Das Brot darauf verteilen, durchheben und servieren.

Griechischer Salat mit Wassermelone

Für 4 Personen

600 g reife Wassermelone

1 Salatgurke

2 große Tomaten, geviertelt, entkernt und in Streifen geschnitten

½ kleine rote Zwiebel, geschält und in dünne Streifen geschnitten

8 schwarze Oliven, entkernt und geviertelt

2 TL Olivenöl

Saft von 1 Zitrone

1 TL getrockneter Oregano

1 kleine Handvoll Minzeblätter, große Blätter grob gehackt

80 g leichter Feta, zerkrümelt

Köstlich süße Wassermelone ist eine wunderbare Ergänzung zu griechischem Salat. Er ist einfach zuzubereiten, wunderbar erfrischend und an heißen Sommertagen das perfekte Mittagessen.

Die Wassermelone schälen, in mundgerechte Stücke schneiden und auf einer großen Servierplatte verteilen.

Die Gurke längs halbieren, die Kerne herausschaben und die Gurke in Scheiben schneiden. Mit Tomaten, roter Zwiebel und Oliven zur Wassermelone geben.

Olivenöl und Zitronensaft verquirlen und über den Salat träufeln. Mit Oregano, Minze und Feta bestreuen. Alles gut durchheben und servieren.

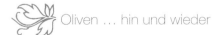 Oliven ... hin und wieder

Oliven und Olivenöl sind ein fester Bestandteil der mediterranen Küche, die mit einem geringeren Risiko für Herzerkrankungen und Krebs assoziiert wird. Ihre einfach ungesättigten Fettsäuren sind sehr gesund und zudem enthalten sie Antioxidantien und Mineralien. Oliven werden aber in Salzlake eingelegt und haben einen hohen Salzgehalt. Sie verleihen Salaten und anderen Gerichten zwar eine köstliche Note, sollten aber nur in Maßen verzehrt werden.

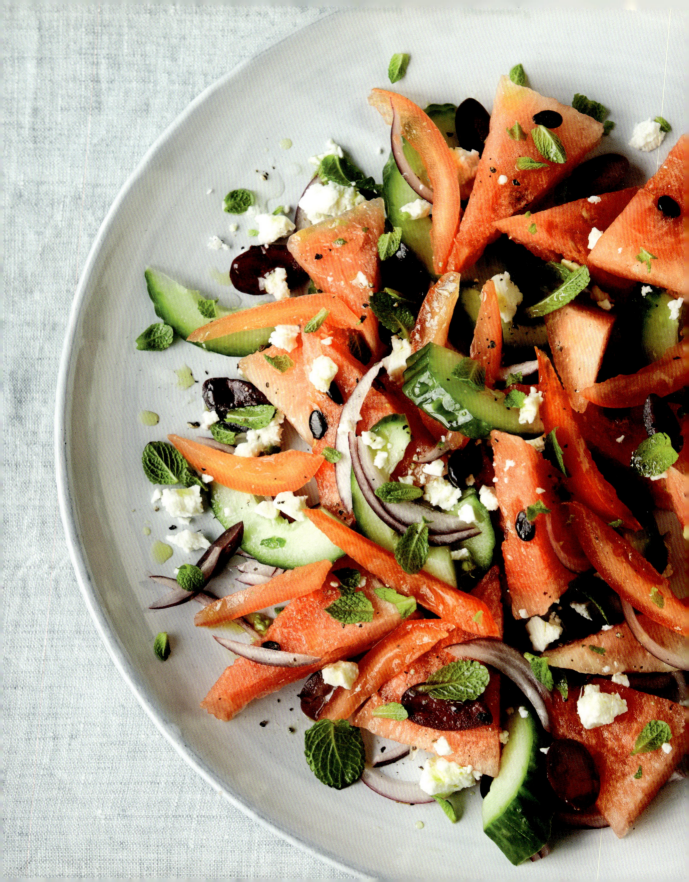

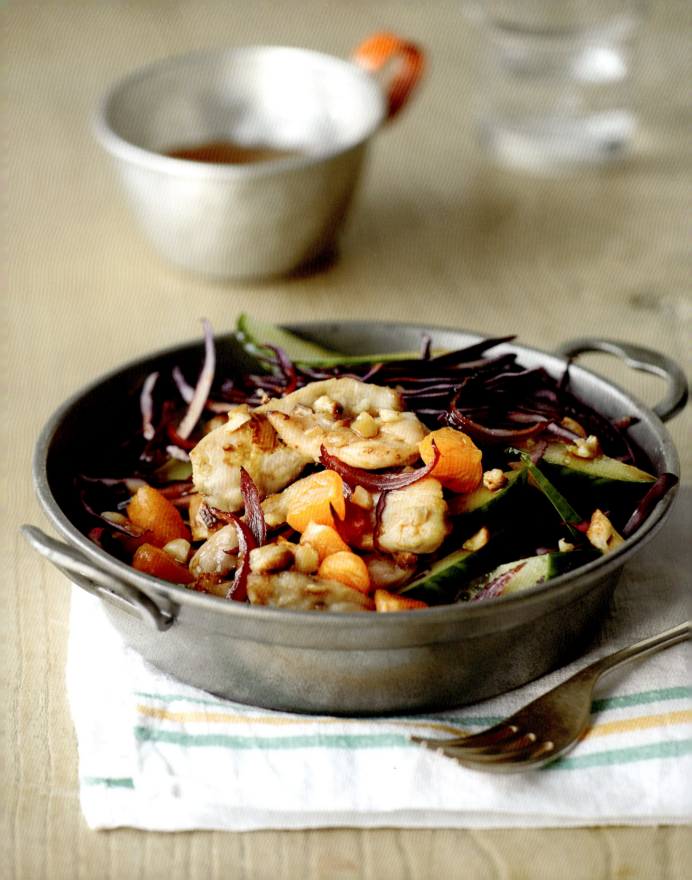

Geflügelsalat mit Mandarinen und Cashewkernen

Für 4 Personen

560 g Hähnchenbrustfilet ohne Haut und Knochen

2 TL Olivenöl

2 Knoblauchzehen, geschält und zerdrückt

2 cm großes Stück Ingwer, geschält und gerieben

½ rote Zwiebel, geschält und in Streifen geschnitten

40 g Cashewkerne, sehr grob gehackt

2 Mandarinen oder Clementinen

1 Salatgurke, längs halbiert und in Scheiben geschnitten

½ kleiner Rotkohl, gehobelt

1 kleine Handvoll Korianderblätter, grob gehackt

2 TL salzarme Sojasauce

Saft von 2 Zitronen

Dieser asiatisch inspirierte Salat besticht durch verlockende Aromen und Farben. Er schmeckt mittags oder abends sowohl kalt als auch warm.

Den Backofengrill vorheizen. Die Hähnchenbrust in ca. 1 cm breite Streifen schneiden und in eine Schüssel geben. Olivenöl, Knoblauch, Ingwer, Zwiebel und Cashews hinzugeben und durchheben. Beiseitestellen, bis der Grill heiß ist.

Das Geflügel auf ein mit Grillfolie ausgelegtes Backblech geben und auf mittlerer Schiene 2 Minuten grillen, dann Fleisch, Zwiebeln und Cashewkerne wenden und weitere 3 Minuten grillen, bis das Fleisch gerade gar ist. Aus dem Ofen nehmen und leicht abkühlen lassen.

In der Zwischenzeit die Mandarinenschale fein abreiben und beiseitestellen. Die Mandarine schälen und das Fruchtfleisch klein schneiden.

Die Mandarinenstücke in einer Schüssel mit Mandarinenschale, Gurke, Kohl und Koriander vermischen, dann mit Hähnchenfleisch, Cashews und Zwiebel durchheben.

Sojasauce und Zitronensaft verquirlen, über den Salat träufeln und servieren.

Thailändischer Rindfleischsalat

Für 4 Personen

560 g Rumpsteak, 2 cm dick (etwa 2 Steaks), überschüssiges Fett abschneiden

1 TL Pflanzenöl

1 Salatgurke

200 g Kirschtomaten, geviertelt

je 1 kleine Handvoll Basilikum-, Minze- und Korianderblätter, grob gehackt

4 Frühlingszwiebeln, in dünne Ringe geschnitten

1 Handvoll Bohnensprossen und/oder andere Sprossen

2 TL Fischsauce

2 TL Ahornsirup

1 ½ EL Limettensaft

1 rote Chilischote, entkernt und fein gehackt (nach Belieben)

Ich habe den in diesem aromatisch-würzigen Salat normalerweise verwendeten Zucker durch den etwas gesünderen Ahornsirup ersetzt, um die authentische Geschmackskombination süß-salzig-sauer zu erhalten.

Das Fleisch 15 Minuten vor dem Braten aus dem Kühlschrank nehmen. Eine beschichtete Pfanne bei mittlerer bis starker Hitze erhitzen. Das Fleisch mit Küchenpapier trocken tupfen.

Das Öl in die heiße Pfanne geben und wenn es heiß ist, das Fleisch von beiden Seiten braten: je 1½ Minuten für roh, je 2 Minuten für rosa und je 2¼ Minuten für durchgebraten. Das Fleisch nur einmal wenden. Aus der Pfanne nehmen und während der Salatzubereitung ruhen lassen.

Die Gurke längs halbieren und in Scheiben schneiden. Mit Tomaten, Kräutern, Frühlingszwiebeln und Sprossen in eine große Salatschüssel geben und durchheben.

Fischsauce, Ahornsirup, Limettensaft und Chili (nach Belieben) zu einem Dressing verquirlen.

Das Steak in dünne Scheiben schneiden, mit dem Salat durchheben und mit dem Dressing beträufeln. Den Salat einige Minuten ziehen lassen, dann servieren.

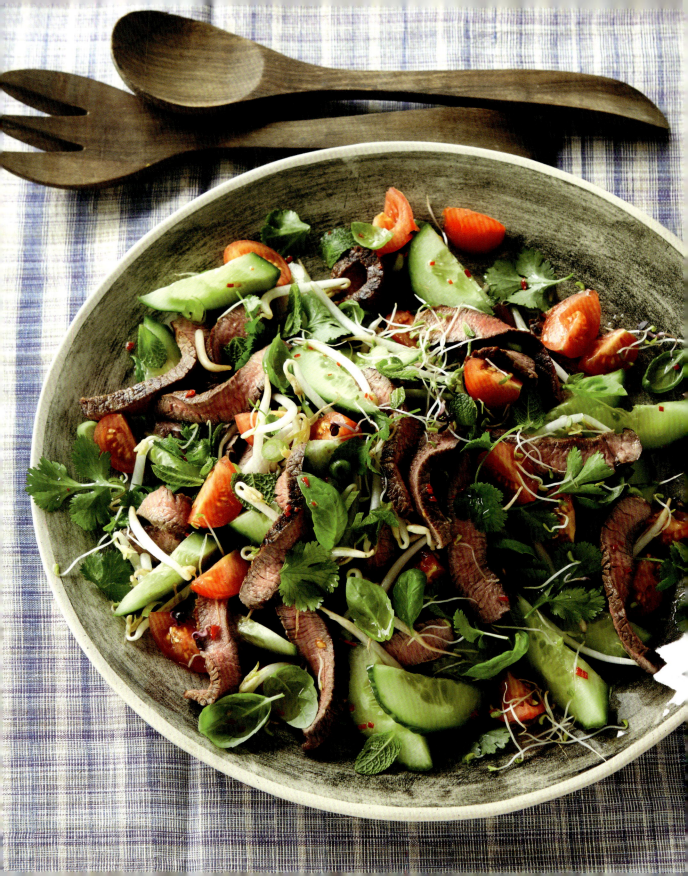

Linsen-Halloumi-Salat mit Zitrone und Knoblauch

Für 4 Personen

200 g Puy-Linsen, gewaschen

½ rote Zwiebel, geschält und fein gehackt

fein abgeriebene Schale und Saft von ½ Zitrone

1 TL Sonnenblumenöl

2 Knoblauchzehen, geschält und zerdrückt

120 g leichter Halloumi, in 8 Scheiben geschnitten

200 g Kirschtomaten oder kleine Eiertomaten, halbiert

80 g Rucola

1 Handvoll glatte Petersilienblätter, grob gehackt

2 TL Balsamessig

frisch gemahlener schwarzer Pfeffer

Halloumi wird beim Braten wunderbar herzhaft und schmeckt mit Zitronenschale und Knoblauch kombiniert einfach köstlich. Linsen und Tomaten sind dabei die perfekten Begleiter.

Für die Linsen einen großen Topf mit Wasser zum Kochen bringen und die Linsen 20–25 Minuten köcheln lassen, bis sie gerade zart, aber noch nicht zu weich sind.

In der Zwischenzeit Zwiebel und Zitronensaft in einer kleinen Schüssel verrühren und ziehen lassen.

Öl, Knoblauch, Zitronenschale und Halloumi vermengen. Eine große beschichtete Pfanne auf mittlerer Stufe erhitzen, den Halloumi hineingeben und von jeder Seite 1–2 Minuten goldbraun braten. Aus der Pfanne nehmen.

Die Linsen abgießen und noch warm mit Tomaten, Rucola, Petersilie und Balsamessig durchheben. Mit Pfeffer abschmecken.

Den Salat auf vier Teller verteilen. Auf jedem Teller zwei Scheiben Halloumi anrichten und warm servieren.

Fünfmal Tomaten

Eine Tomate am Tag hält Entzündungen in Schach. Allgemein nimmt man an, dass Lycopin – ein potenziell hochwirksames Carotinoid in Tomaten – entzündungshemmend ist und so eine schützende Wirkung gegen Krebs und andere Erkrankungen haben kann. Grund genug, diese fünf Ideen für frische Tomaten zu probieren.

Geschmorte Tomaten mit Knoblauch und Thymian

4–6 Portionen
In einer großen Rührschüssel 400 g halbierte Kirschtomaten auf einem Backblech mit 4 zerdrückten Knoblauchzehen, 4 TL Thymianblättern, 2 EL Olivenöl und frisch gemahlenem schwarzem Pfeffer vermengen. Bei 140 °C 1–1 ¼ Std. schmoren, dann abkühlen lassen.

Tomaten-Kräuter-Dressing

6–8 Portionen
300 g Kirschtomaten im Mixer mit 6 Frühlingszwiebeln, 2 grob gehackten Knoblauchzehen, 4 TL Olivenöl, dem Saft von 2 Zitronen, 1 guten Prise Paprikapulver und 2 EL grob gehackten Kräutern (Kerbel, Petersilie oder Minze) glatt mixen. Über den Lieblingssalat träufeln.

Gegrillte Tomaten mit Balsamessig und Knoblauch

4 Portionen
400 g Kirschtomaten auf ein Backblech geben. 4 zerdrückte Knoblauchzehen, 1 TL getrockneten Oregano, 2 TL klaren Honig, 4 TL Balsamessig und 4 TL Olivenöl verquirlen und über die Tomaten träufeln. Unter dem heißen Ofengrill 6–8 Minuten grillen, bis sie gebräunt sind. Köstlich zu gegrilltem Steak, Thunfisch oder Auberginen.

Gazpacho-Salat

4–6 Portionen
In einer Rührschüssel sechs große Tomaten entkernen, auf einem Brett grob hacken und mit einer fein gehackten roten Zwiebel, zwei grob gehackten, entkernten roten Paprika, einer grob gehackten Salatgurke, vier klein gezupften Salatherzen und einer großen Handvoll grob gehackter Petersilie vermengen. 2 EL Olivenöl mit 4 TL Rotweinessig verquirlen und über den Gazpacho-Salat träufeln. Den Salat schließlich mit einer Scheibe Vollkornbrot servieren.

Schnelle Tomaten-Salsa

4 Portionen
8 große Tomaten fein hacken und mit 1 fein gehackten roten Zwiebel, 2 zerdrückten Knoblauchzehen, dem Saft von 1 Limette und 1 Handvoll gehacktem Koriander vermengen. Mit 1 Prise Chiliflocken und schwarzem Pfeffer abschmecken. Perfekt als Dip zu Gemüse, zu Salaten oder zu gedünstetem Fisch.

Fisch und Meeresfrüchte

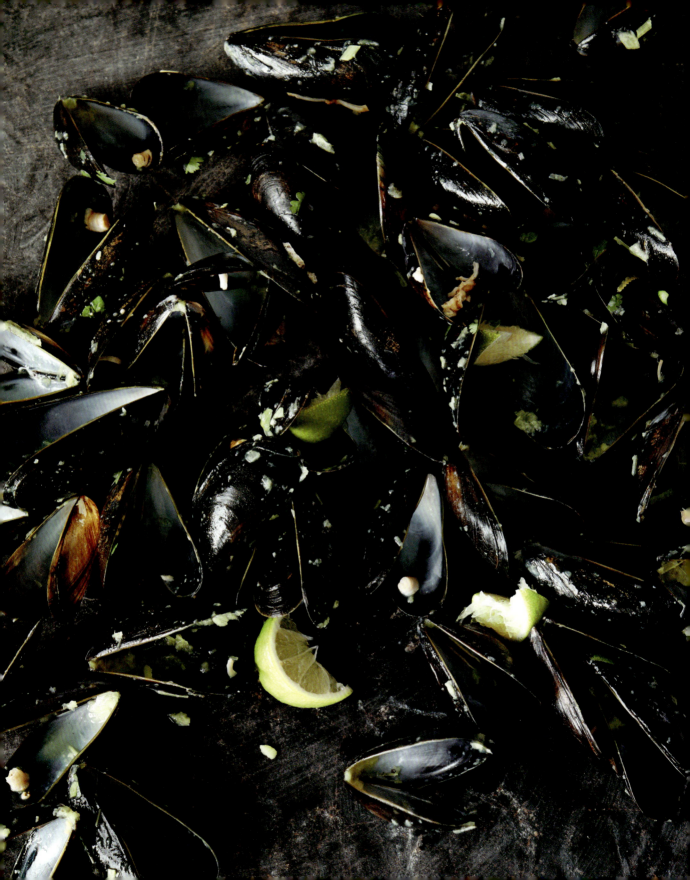

Muscheln in Limetten-Zitronengras-Kokos-Brühe

Für 4 Personen

2 kg frische Miesmuscheln in der Schale

2 Limetten

2 Zitronengrasstängel

1 TL Sonnenblumenöl

2 Schalotten, geschält und halbiert

2 Knoblauchzehen, geschält

½ TL gemahlene Kurkuma

400 ml leichte Kokosmilch

2 TL Ahornsirup

2 TL Fischsauce

300 g Spargelbrokkoli (Bimi), geputzt

je 1 Handvoll Koriander- und Basilikumblätter, fein gehackt, zum Bestreuen

Dieses himmlisch duftende, leichte Essen ist innerhalb weniger Minuten gekocht. Der Spargelbrokkoli wird als Beilage serviert, um ihn in die köstliche Brühe zu dippen.

Die Muscheln unter kaltem Wasser schrubben, um die haarigen Bärte zu entfernen. Kaputte und offene Muscheln, die sich beim Draufklopfen nicht schließen, sofort aussortieren und wegwerfen.

Eine Limette in Spalten schneiden und beiseitestellen. Die Schale der anderen Limette fein abreiben und den Saft auspressen. Das Zitronengras mit dem Messerrücken platt drücken, die harten äußeren Blätter entfernen und das weiche Innere fein schneiden.

Öl, Schalotten, Knoblauch, Zitronengras und Kurkuma in der Küchenmaschine oder im Mixer zu einer groben Paste zerkleinern.

Einen großen Topf bei schwacher bis mittlerer Hitze erwärmen und die Würzpaste hineingeben. Unter Rühren 2 Minuten anbraten, bis sie zu duften beginnt. Kokosmilch, Ahornsirup, Zitronenschale und -saft hinzugeben und aufkochen. Die Temperatur reduzieren und 5 Minuten sanft köchelnd leicht reduzieren. Dann die Fischsauce einrühren.

Den Brokkoli 2–3 Minuten dämpfen, bis die Stängel gerade weich sind, dann warm stellen.

Die Muscheln in die Brühe geben und den Topf mit einem Deckel abdecken. Rund 4 Minuten dünsten, bis sich die Muscheln öffnen. Nicht geöffnete Muscheln wegwerfen.

Die Muscheln mit dem Schaumlöffel auf vier Suppenschalen verteilen und mit Brühe übergießen. Mit den Kräutern bestreuen und mit Limettenspalten zum Beträufeln und Spargelbrokkoli zum Dippen servieren.

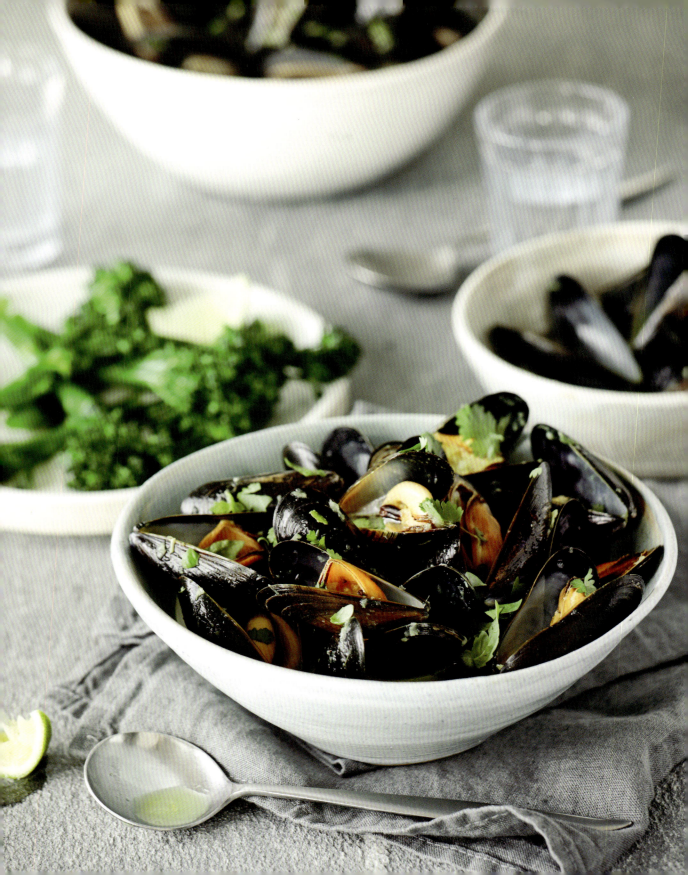

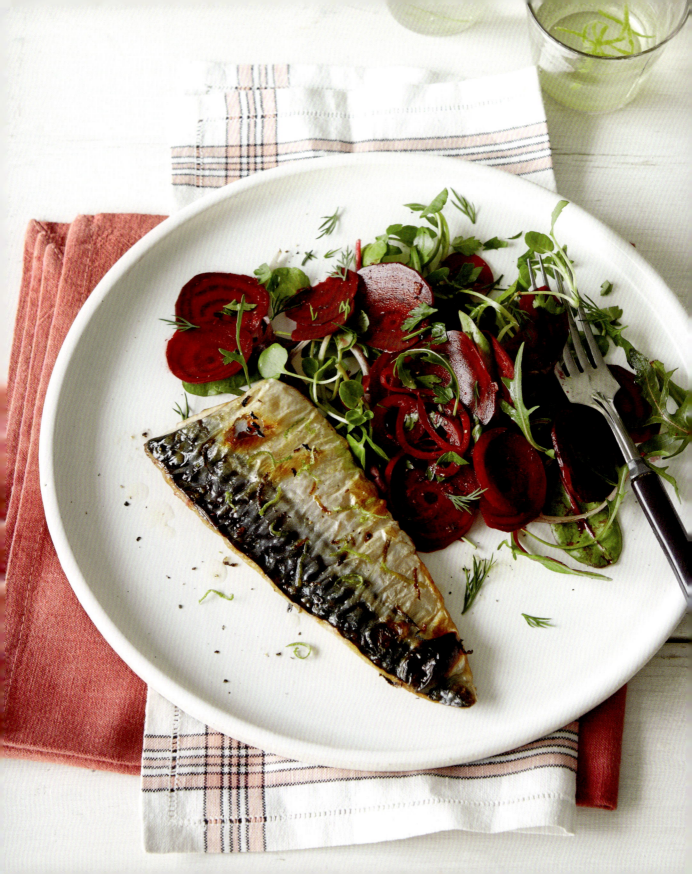

Gegrillte Makrele mit Rote-Bete-Salat

Für 4 Personen

½ rote Zwiebel, geschält und in feine Streifen geschnitten

2 EL Apfelessig

fein abgeriebene Schale und Saft von 2 Limetten

4 mittelgroße Rote Bete

1 TL Ahornsirup

1 Prise getrocknete Chiliflocken

1 TL geriebener Meerrettich

8 kleine Makrelenfilets

2 TL leichtes Olivenöl

1 Handvoll glatte Petersilienblätter, gehackt

2 EL Dill, gehackt

1 Handvoll frische Salatblätter, wie Rucola und Brunnenkresse

frisch gemahlener schwarzer Pfeffer

Makrele benötigt eine Beilage, die gegen ihren Ölgehalt bestehen kann, was diesem Salat mit kurz eingelegter Roter Bete perfekt gelingt. Die Säure durchdringt die Bete-Scheiben in kürzester Zeit, man kann sie aber auch bis zu 2 Tage im Voraus einlegen. Dann wird das Aroma noch ausgewogener. Die Kräuter und Salatblätter gibt man erst kurz vor dem Servieren dazu.

Zwiebeln, Apfelessig und den Saft von 1 Limette in einer Schüssel verquirlen und ziehen lassen.

Die Rote Bete schälen und in hauchdünne Scheiben schneiden. Mit Ahornsirup, Chiliflocken und Meerrettich in die Limettenmarinade geben, durchheben und marinieren.

Den Backofengrill vorheizen. Eine Grillpfanne oder ein Backblech mit Grillfolie auslegen und die Makrelenfilets mit der Haut nach oben darauflegen. Die Haut mit Olivenöl einpinseln und mit der abgeriebenen Schale von 1 Limette bestreuen. 5 Minuten grillen, bis die Unterseite matt ist und bei leichtem Druck aufblättert. Die Haut sollte knusprig und blasig sein. Mit Saft und Schale der zweiten Limette beträufeln und bestreuen.

Petersilie, Dill und Salatblätter unter die Rote Bete heben und mit Pfeffer abschmecken. Je zwei Makrelenfilets auf einen Teller legen und den Salat daneben anrichten.

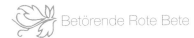 Betörende Rote Bete

Die kräftige rotviolette Farbe der Roten Bete geht auf Betacyane zurück, die sich in Laborversuchen als krebshemmend erwiesen haben. Rote-Bete-Blätter werden meist weggeworfen, können aber eigentlich wie Spinat gegessen werden und enthalten Eisen und Kalzium sowie die Vitamine A, C und E.

Gegrillte Sardinen mit Salsa verde und Quinoa-Salat

Für 4 Personen

12 Sardinen, ausgenommen und gewaschen

200 g Quinoa

500 ml salzarme Gemüsebrühe

8 sonnengetrocknete Tomaten (nicht in Öl)

2 Frühlingszwiebeln, in feine Ringe geschnitten

2 rote Chicorée, fein geschnitten

80 g Rucola

1 TL Olivenöl

frisch gemahlener schwarzer Pfeffer

Für die Salsa verde

½ Knoblauchzehe, geschält

1 EL Kapern, abgetropft

2 TL Dijonsenf

Saft von 1 Zitrone

je 1 kleine Handvoll Petersilien-, Minze- und Basilikumblätter

2 TL Olivenöl

3 EL Wasser

Sardinen werden oft übersehen, dabei bieten die kleinen Fettfische so viel Geschmack. Mit der würzigen Salsa verde werden sie zu einer köstlichen Mahlzeit.

Die Sardinen von innen auswaschen und trocken tupfen. Die Quinoa mit der Brühe in einem Topf bei mittlerer Hitze zum Kochen bringen und 15 Minuten köcheln lassen, bis das Getreide weich ist und die Brühe völlig aufgenommen hat. Bei Bedarf zwischendurch etwas Wasser hinzugießen.

In der Zwischenzeit die getrockneten Tomaten in einer kleinen Schüssel mit kochendem Wasser bedecken und 10 Minuten quellen lassen. Dann abtropfen und fein hacken.

Die Quinoa in eine Schüssel geben. Frühlingszwiebeln, Tomaten, Chicorée und Rucola hinzugeben und gründlich durchheben. Mit Olivenöl beträufeln und mit Pfeffer abschmecken.

Für die Salsa verde Knoblauch, Kapern, Senf, Zitronensaft, Kräuter, Olivenöl und Wasser im Mixer fast glatt mixen, sodass die Salsa etwa die Konsistenz von Pesto hat. Ist sie zu dick, etwas mehr Wasser einarbeiten. Die Salsa während der Zubereitung des Fisches ziehen lassen.

Den Backofengrill vorheizen. Die Sardinen auf dem Ofengitter oder in einer Grillpfanne verteilen und auf oberster Schiene von jeder Seite 2–3 Minuten grillen, bis die Haut leicht gebräunt ist. Das Fleisch sollte sich leicht von den Gräten lösen.

Die Sardinen mit Salat und einem Klecks Salsa verde servieren.

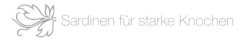 Sardinen für starke Knochen

Sardinen haben einen hohen Vitamin-D-Gehalt und sind ein exzellenter Lieferant für Omega-3-Fettsäuren. Vitamin D trägt auch dazu bei, dass unsere Knochen gesund und kräftig bleiben, was besonders nach einer Chemotherapie sehr wichtig ist.

Gegrillter Thunfisch mit Bohnenpüree und Tomaten-Salsa

Für 4 Personen

4 Thunfischsteaks (à ca. 120 g)

Saft von 1 Zitrone

1 kleine rote Zwiebel, geschält und fein gehackt

200 g Kirschtomaten, geviertelt

1 Handvoll Basilikum, gehackt

3 TL Olivenöl

4 Frühlingszwiebeln, in Ringe geschnitten

2 Knoblauchzehen, geschält und zerdrückt

2 × 400 g weiße Bohnen aus der Dose

120 ml salzarme Gemüsebrühe

1 kleine Handvoll glatte Petersilienblätter, grob gehackt

frisch gemahlener schwarzer Pfeffer

Ein paar Dosen weiße Bohnen sollte man immer im Vorratsschrank haben. Sie lassen sich zu einem himmlisch cremigen Püree verarbeiten, das wunderbar zu Thunfisch passt. Eine leicht saure Salsa gibt eine frische Note und rundet dieses sättigende Gericht ab.

Den Thunfisch rechtzeitig aus der Kühlung nehmen, damit er zur Zubereitung Zimmertemperatur hat.

Für die Salsa die Hälfte des Zitronensafts in einer kleinen Schüssel mit Zwiebel, Tomaten und Basilikum verrühren und mit Pfeffer abschmecken. Beiseitestellen und ziehen lassen.

Für das Püree 2 TL Olivenöl bei schwacher bis mittlerer Hitze in einem großen Topf erhitzen. Frühlingszwiebeln und Knoblauch hineingeben und 2–3 Minuten anbraten, bis sie goldbraun und weich sind.

Die Bohnen abtropfen lassen und in den Topf geben. Vom Herd nehmen und zu einer groben Konsistenz pürieren. Die Brühe hinzugießen und den Topf wieder auf den Herd stellen. 1–2 Minuten erhitzen, bis das Püree dick und cremig ist. Petersilie und den restlichen Zitronensaft einrühren und mit schwarzem Pfeffer abschmecken. Warm stellen.

Eine beschichtete Pfanne bei starker Hitze erwärmen und den restlichen TL Olivenöl hineingeben. Die Thunfischsteaks unter einmaligem Wenden von jeder Seite je nach Dicke rund 2 Minuten braten. Der Fisch sollte in der Mitte noch rosa sein.

Die Thunfischsteaks aus der Pfanne heben und vor dem Servieren kurz auf einem vorgewärmten Teller ruhen lassen. Mit Bohnenpüree und Tomaten-Salsa servieren.

Seebarsch en papillotte mit Pfannengemüse

Für 4 Personen

4 Seebarschfilets (à ca. 110 g)

3 Frühlingszwiebeln, in dünne Ringe geschnitten

2 cm großes Stück Ingwer, geschält und in feine Streifen geschnitten

3 Knoblauchzehen, geschält und in dünne Scheiben geschnitten

1 rote Chilischote, entkernt und in feine Streifen geschnitten (nach Wunsch mit Kernen)

5 TL salzarme, leichte Sojasauce

1 TL geröstetes Sesamöl

1 ½ TL Sonnenblumenöl

300 g Spargelbrokkoli (Bimi), geputzt

4 EL Wasser

1 Kopf Frühkohl, in grobe Streifen geschnitten

2 EL Korianderblätter, grob gezupft

Einfacher könnte ein Gericht kaum zuzubereiten sein: Die Seebarschfilets werden in Pergamentpapier (oder Folie) mit Aromastoffen gedämpft, was ihren Geschmack noch intensiviert, und dann mit knackigem Pfannengemüse serviert.

Den Backofen auf 200 °C vorheizen.

Vier Blätter Backpapier (oder Grillfolie) auf der Arbeitsfläche auslegen. Sie sollten groß genug sein, um ein Seebarschfilet locker zu umhüllen. Je ein Seebarschfilet in die Mitte legen und mit Frühlingszwiebeln, Ingwer, je einer halben geschnittenen Knoblauchzehe, Chili, 2 TL Sojasauce und Sesamöl bestreuen bzw. beträufeln.

Das Papier (oder die Folie) über dem Fisch zusammennehmen und zusammenfalten, sodass ein dichtes Paket entsteht. Auf ein großes Backblech setzen und 10–12 Minuten garen, bis das Fleisch matt ist und sich leicht zerteilen lässt.

In der Zwischenzeit das Sonnenblumenöl bei schwacher Hitze in einer Pfanne erwärmen. Die restlichen Knoblauchscheiben sanft anbraten, bis sie golden und knusprig sind. Den Knoblauch mit dem Schaumlöffel aus der Pfanne heben und auf Küchenpapier zum Abtropfen beiseitestellen.

Die Pfanne mit dem Knoblauchöl bei mittlerer Hitze wieder auf den Herd stellen. Brokkoli und Wasser hineingeben und 4 Minuten dünsten, bis der Brokkoli weich wird. Den Kohl hinzugeben und 2–3 Minuten pfannenrühren, bis er hellgrün und weich ist. Die restliche Sojasauce einrühren.

Zum Servieren die Fischpakete vorsichtig öffnen, sodass der Sud nicht ausfließt. Mit Koriander bestreuen. Den gerösteten Knoblauch über das Gemüse geben und zum Fisch servieren.

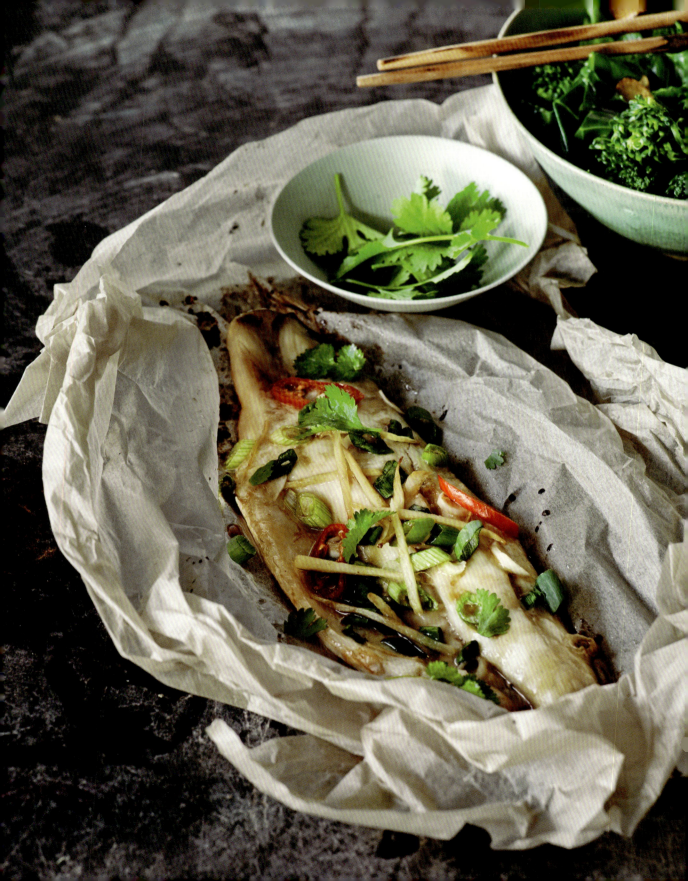

Zitronen-Mandel-Forelle mit neuen Kartoffeln und Meeresgemüse

Für 4 Personen

4 Regenbogenforellen (à ca. 400 g), ausgenommen und gesäubert

400 g kleine neue Kartoffeln, größere Kartoffeln halbiert

4 Knoblauchzehen (ungeschält), angedrückt

3 TL Olivenöl

1 Zitrone, in 8 Scheiben geschnitten

2 EL Petersilienblätter, gehackt

1 EL Estragonblätter, gehackt

2 EL Mandelblättchen

150 g Meerfenchel, Salz-Alant, Queller oder ähnliche Salzgemüse und -kräuter, gründlich gewaschen

frisch gemahlener schwarzer Pfeffer

Dieses leckere Gericht ist ein schnelles Alltagsessen, eignet sich aber auch dafür, Gäste mit etwas Feinem zu verwöhnen.

Den Backofen auf 200 °C vorheizen.

Die Kartoffeln mit dem Knoblauch in eine große Schüssel geben, mit 2 TL Olivenöl beträufeln und mit Pfeffer würzen. Gründlich durchheben, dann auf einem beschichteten Backblech verteilen. Beiseitestellen.

Die Forellen auf ein mit Grillfolie ausgelegtes Backblech legen und je zwei Zitronenscheiben in die Bauchhöhle geben und die Scheiben gleichmäßig mit 1 EL gehackter Petersilie und Estragon bestreuen. Die Forellen mit ein wenig Öl einpinseln und mit den Mandelblättchen bestreuen.

Kartoffeln und Forellen 20–25 Minuten im Backofen schmoren und die Kartoffeln nach etwa der Hälfte der Garzeit wenden. Das Fischfleisch sollte bei leichtem Druck auseinanderfallen und die Kartoffeln sollten außen knusprig und innen weich sein.

Kurz vor Ende der Garzeit von Kartoffeln und Fisch einen Topf mit Wasser zum Kochen bringen. Das Salzgemüse 1 Minute kochen, bis es gerade weich ist, dann abgießen.

Die Forellen mit der restlichen Petersilie und dem Estragon bestreuen und mit den Knoblauchkartoffeln und dem Salzgemüse servieren.

Kabeljau mit Zucchini, Paprika und Safrankartoffeln

Für 4 Personen

4 Kabeljaufilets (à ca. 125 g)

2 TL Olivenöl (am besten mit Knoblauch)

2 rote Paprika, entkernt und in breite Streifen geschnitten

2 mittelgroße Zucchini, in 1 cm dicke Scheiben geschnitten

1 Prise Safranfäden

400 g neue Kartoffeln, größere Kartoffeln halbiert

2 TL Balsamessig

2 TL zarte Rosmarinblätter, fein gehackt

frisch gemahlener schwarzer Pfeffer

Salatblätter zum Servieren

Bei Kabeljau benötigt man nicht viele Zutaten: Einfach mit Rosmarin und Gemüse knusprig braten und mit duftigen Safrankartoffeln servieren – fertig ist ein grandioses Abendessen.

Den Fisch rechtzeitig aus der Kühlung nehmen, damit er Zimmertemperatur hat. Den Backofen aus 200 °C vorheizen.

Das Olivenöl in einen Bräter träufeln und Paprika und Zucchini darin wenden, sodass sie rundum mit Öl bedeckt sind. Pfeffern und 12 Minuten rösten, bis sie zu bräunen beginnen.

Einen Topf mit Wasser zum Kochen bringen, die Safranfäden hineinkrümeln und die Kartoffeln 12–15 Minuten gar kochen.

Das Gemüse aus dem Ofen nehmen und die Kabeljaufilets mit der Hautseite nach unten zwischen das Gemüse legen. Mit Balsamessig beträufeln und mit dem Kochsud übergießen. Mit Rosmarin bestreuen und die Auflaufform erneut 10–12 Minuten in den Ofen geben, bis der Fisch matt ist und sich leicht mit der Gabel zerteilen lässt.

Die Kartoffeln abgießen und warm stellen.

Das geröstete Gemüse auf vorgewärmte Teller verteilen und mit je einem Fischfilet und Safrankartoffeln anrichten. Dazu ein paar Salatblätter drapieren.

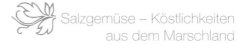

Salzgemüse – Köstlichkeiten aus dem Marschland

Diese sukkulenten Küstenpflanzen haben einen hohen Gehalt an Mineralien und Vitamin A, B und C. Mit ihrem natürlich hohen Salzgehalt werden die Salzgemüse oder Salzkräuter immer häufiger zum Würzen verwendet.

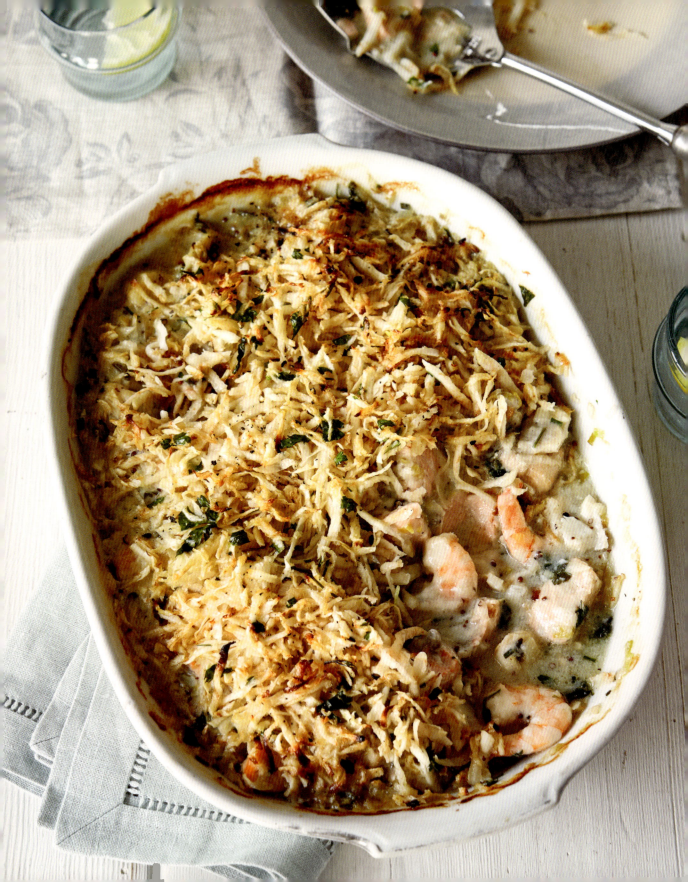

Fisch-Pie mit Selleriehaube

Für 4 Personen

1 TL Sonnenblumenöl

1 kleine Zwiebel, geschält und fein gehackt

1 Lauchstange, geputzt, gründlich gewaschen und in dünne Ringe geschnitten

1 TL Thymian oder Zitronenthymian, grob gehackt

200 ml salzarme Fischbrühe

100 g fettarmer Rahmfrischkäse

2 EL Maisstärke, mit 2 EL Wasser glatt gerührt

2 TL körniger Senf

250 g Lachsfilet, gehäutet und in 2 cm große Stücke geschnitten

150 g geräuchertes Rotbarschfilet, gehäutet und in 2 cm große Stücke geschnitten

200 g junge Spinatblätter

180 g rohe Riesengarnelen, geputzt

1 EL fein gehackter Schnittlauch

2 EL gehackte glatte Petersilie

200 g geschälter Knollensellerie

15 g Butter, zerlassen

frisch gemahlener schwarzer Pfeffer

Mit einer Haube aus Sellerie wird der Fisch-Pie etwas leichter als die traditionelle Version mit Kartoffelpüree. Er schmeckt genauso gut und ist schnell zubereitet. Dazu passen grünes Blattgemüse oder knackige Salate.

Den Backofen auf 200 °C vorheizen.

Öl bei schwacher bis mittlerer Hitze in einer beschichteten Pfanne erhitzen. Zwiebeln, Lauch und Thymian 5 Minuten andünsten, bis sie weich werden. Bei Bedarf Wasser hinzugeben.

Brühe, Frischkäse und Stärkemischung hinzugeben und unter Rühren erhitzen, bis die Sauce andickt, dann den Senf einrühren. Lachs und Rotbarsch hinzugeben und unter gelegentlichem vorsichtigem Rühren 2 Minuten sanft erhitzen, damit der Fisch nicht auseinanderfällt.

Den Spinat dämpfen oder mit wenig Wasser in einem Topf 1–2 Minuten dünsten, bis er zusammenfällt, dann in ein Sieb geben. Im Sieb möglichst viel Wasser aus dem Spinat drücken.

Den ausgedrückten Spinat mit Küchenpapier trocken tupfen und dann auf dem Boden einer 1,5 l fassenden Auflaufform verteilen.

Garnelen, Schnittlauch und Petersilie vorsichtig in die Fischpfanne rühren und auf den Spinat schichten. Die Sauce ist recht dickflüssig, wird beim Garen aber wieder dünner.

Den Sellerie grob raspeln und mit den Händen möglichst viel Wasser herausdrücken. Auf Küchenpapier trocken tupfen und mit der zerlassenen Butter und der restlichen Petersilie vermengen. Mit Pfeffer abschmecken und über den Fisch geben.

Im Backofen 20 Minuten schmoren, bis die Selleriehaube goldgelb und am Rand knusprig ist. Bräunt die Haube zu schnell, lose mit etwas Grillfolie abdecken und fertig garen.

Kabeljau mit Mandelkruste und Bohnen in Tomatensauce

Für 4 Personen

50 g rohe Mandeln

2 TL körniger Senf

1 EL glatte Petersilie

1 EL Basilikumblätter

fein abgeriebene Schale von 1 Zitrone

4 Kabeljaufilets (à ca. 125 g)

1 Eiweiß, leicht verquirlt

2 TL Olivenöl

300 g feine grüne Bohnen, geputzt

1 Knoblauchzehe, geschält und zerdrückt

½ TL Paprikapulver

200 g Kirschtomaten, halbiert

2 TL Tomatenmark

4 EL Wasser

frisch gemahlener schwarzer Pfeffer

Zitronenspalten zum Servieren

Süße Mandeln und leuchtend grüne Kräuter ergeben einen köstlichen Gewürzmantel mit Biss für die wunderbaren Kabeljaufilets. Ergänzt werden sie von zarten grünen Bohnen in einer kräftigen Tomatensauce.

Den Backofen auf 200 °C vorheizen.

Mandeln, Senf, Petersilie, Basilikum und Zitronenschale in den Mixer geben und mit Pfeffer würzen. Mit der Intervallschaltung zur Konsistenz von groben Semmelbröseln zerkleinern.

Die Kabeljaufilets mit ein wenig Eiweiß einpinseln und die Mandelpaste darauf verteilen. Leicht andrücken, damit sie haftet. Die Filets auf ein beschichtetes Backblech legen und 10–12 Minuten im Backofen garen, bis die Mandelkruste goldbraun ist und der Fisch sich leicht zerteilen lässt.

In der Zwischenzeit das Olivenöl bei mittlerer Hitze in einer Pfanne erhitzen. Die Bohnen 2 Minuten anbraten, dann Knoblauch, Paprikapulver, Kirschtomaten und Tomatenmark hinzugeben. 1 Minute unter Rühren garen, dann das Wasser einrühren und weitere 1–2 Minuten garen, bis die Bohnen gerade gar, aber noch leuchtend grün und die Tomaten zerfallen sind.

Den überbackenen Kabeljau mit dem Bohnengemüse und Zitronenspalten zum Beträufeln servieren.

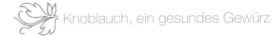 Knoblauch, ein gesundes Gewürz

Eine Krebsbehandlung hat meist starke Auswirkungen auf die natürliche Immunabwehr. Neuere Studien deuten darauf hin, dass Knoblauch hilft, diese auf natürlichem Weg wieder zu stärken. Knoblauch enthält Vitamin C und B_6, Selen und andere Antioxidantien wie etwa Allicin. Zudem ist er als Gewürz eine gesunde Alternative zu Salz.

Gebackener Seeteufel mit Tomaten und Chicorée

Für 4 Personen

500 g Seeteufelfilet

2 TL gemahlener Kreuzkümmel

1 TL gemahlener Koriander

1 TL gemahlene Kurkuma

1 TL Garam masala

2 TL Pflanzenöl

2 Chicorée, längs halbiert

200 g Kirschtomaten

1 Knoblauchzehe, geschält und zerdrückt

2 cm großes Stück Ingwer, geschält und fein gerieben

300 g grüne Spargelstangen

2 TL Tamarindenpaste

Saft von ½ Pink Grapefruit

1 EL Korianderblätter

Dank seiner robusten Natur behauptet sich der Seeteufel auch neben kräftigen Aromen. Seine Süße harmoniert wunderbar mit den intensiven Gewürzen und dem kräftigen säuerlichen Dressing.

Den Backofen auf 200 °C vorheizen. Den Fisch säubern und jegliche grauen Hautreste mit einem scharfen Messer abziehen.

Die gemahlenen Gewürze in einer kleinen Schüssel vermengen. Die Hälfte in eine größere Schüssel geben und mit dem Öl verquirlen. Chicorée und Tomaten in das Würz-Öl geben und gründlich wenden, dann auf ein beschichtetes Backblech geben. Das restliche Würz-Öl aus der Schüssel aufheben. Das Gemüse 8 Minuten im Ofen schmoren.

In der Zwischenzeit Knoblauch, Ingwer und die übrige Gewürzmischung in die Schüssel mit dem Würz-Öl geben. Den Fisch hinzugeben und rundum mit den Gewürzen einreiben.

Die holzigen Enden der Spargelstangen abbrechen.

Das Gemüse nach 8 Minuten aus dem Ofen nehmen, den Fisch dazwischenlegen, den Spargel im restlichen Würz-Öl in der Schüssel wenden, mit auf das Backblech geben und das Blech wieder in den Ofen schieben.

Weitere 10 Minuten garen, bis der Fisch gar und in der Mitte noch weich ist. Nicht zu lange garen, damit er nicht zäh wird. Aus dem Ofen nehmen und einige Minuten ruhen lassen.

In der Zwischenzeit für das Dressing die Tamarindenpaste mit Grapefruitsaft und Koriander verquirlen.

Den Fisch zum Servieren in Streifen schneiden und auf einem Gemüsebett anrichten. Zum Schluss mit dem Dressing beträufeln.

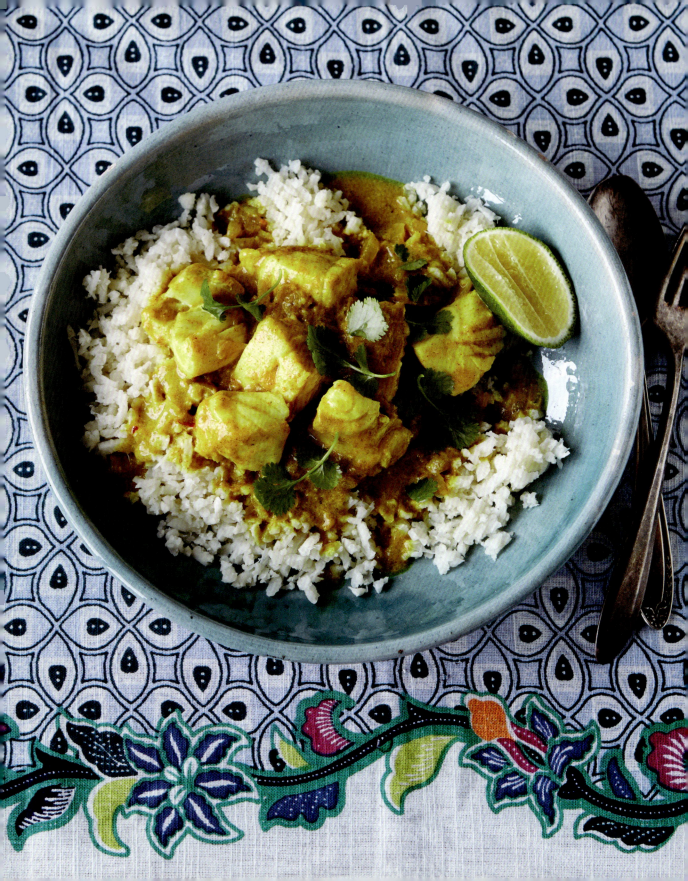

Kokos-Fisch-Curry mit Blumenkohlreis

Für 4 Personen

500 g Kabeljaufilet

2 TL Sonnenblumenöl

1 Zwiebel, geschält und fein gehackt

2 cm großes Stück frischer Ingwer, geschält und fein gerieben

je 1 TL gemahlener Koriander, Kurkuma und Kreuzkümmel

2 TL Tamarindenpaste

400 ml Kokosmilch

1 salzarmer Brühwürfel

1 Prise getrocknete Chiliflocken (nach Belieben)

1 mittelgroßer Blumenkohl

1 Handvoll Korianderblätter

Limettenspalten zum Servieren

Dieses sanft würzige Curry wird mit gedämpftem Blumenkohl serviert, der zerkleinert wurde, sodass er luftigem Reis ähnelt. Zusammen ergeben sie ein wunderbares Wohlfühlessen.

Den Kabeljau in 4 cm große Stücke schneiden und beiseitestellen.

Das Öl bei schwacher bis mittlerer Hitze in einer hohen Pfanne erhitzen und die Zwiebel 5 Minuten glasig andünsten. Bei Bedarf etwas Wasser hinzugeben. Ingwer und die gemahlenen Gewürze einrühren und 2 Minuten braten, bis die Gewürze zu duften beginnen.

Tamarindenpaste und Kokosmilch einrühren, dann den Brühwürfel hineinkrümeln und die Chiliflocken (nach Belieben) hinzugeben. 5 Minuten köchelnd eindicken.

Den Blumenkohlreis zubereiten. Dazu den Blumenkohl in Röschen zerteilen und 2–3 Minuten dämpfen, bis er weich ist. Ausdünsten und trocknen lassen, dann in die Küchenmaschine geben und mit der Intervallschaltung zerkleinern, bis er an Reiskörner erinnert. Alternativ den Blumenkohl grob raspeln. Warm stellen.

Die Fischstücke in die Currysauce geben und 2 Minuten sanft köcheln lassen, damit der Fisch nicht auseinanderfällt. Er ist gar, wenn er matt ist und sich leicht mit der Gabel zerteilen lässt. Fischcurry und Blumenkohlreis mit Koriander bestreuen und mit Limettenspalten zum Beträufeln servieren.

Fisch-Tajine mit Kräuter-Bulgur

Für 4 Personen

500 g festes Fischfilet wie Rotbarsch, Alaska-Seelachs oder Kabeljau

2 TL Olivenöl

1 Zwiebel, geschält und fein gehackt

2 Knoblauchzehen, geschält und zerdrückt

2 cm großes Stück frischer Ingwer, geschält und fein gerieben

2 TL gemahlener Kreuzkümmel

1 TL gemahlener Koriander

1 TL gemahlene Kurkuma

1 Prise getrocknete Chiliflocken (nach Belieben)

2 TL Tomatenmark

1 Prise Safranfäden

500 ml salzarme Fischbrühe

400 g Tomaten, grob gehackt

fein abgeriebene Schale und Saft von 2 Clementinen

200 g Bulgur, gründlich gewaschen

600 ml Wasser

je 1 kleine Handvoll Minze-, Petersilien- und Korianderblätter, grob gehackt

Dieses sanft würzige Gericht ist schnell und einfach zuzubereiten. Noch schneller geht es, wenn Sie die Sauce am Vortag zubereiten oder einen Vorrat davon einfrieren. Einfach auftauen, erhitzen und in letzter Minute den Fisch hineingeben.

Den Fisch in 4 cm große Stücke schneiden und beiseitestellen.

Das Olivenöl bei mittlerer Hitze in einem großen Bräter oder einer Auflaufform erhitzen. Die Zwiebel hineingeben und 5 Minuten glasig andünsten. Bei Bedarf etwas Wasser hinzugeben. Knoblauch, Kreuzkümmel, Koriander, Kurkuma, Chiliflocken (bei Bedarf) und Tomatenmark hinzugeben und unter Rühren 2 Minuten erhitzen, bis die Gewürze zu duften beginnen.

Den Safran in die Brühe krümeln und mit gehackten Tomaten und Clementinenschale und -saft in den Bräter geben. 10 Minuten köcheln lassen, bis die Flüssigkeit leicht reduziert ist.

In der Zwischenzeit den Bulgur in einem zweiten Topf mit dem Wasser bedecken und zum Kochen bringen. Die Temperatur reduzieren und 12–15 Minuten köcheln lassen, bis das Getreide zart ist und alles Wasser aufgenommen hat. Bei Bedarf etwas mehr Wasser hinzugeben.

Die Fischstücke mit in die Tajine geben und 2 Minuten sanft köcheln lassen, bis das Fleisch matt ist und sich leicht zerteilen lässt. Vorsichtig rühren, damit das Fleisch nicht auseinanderfällt.

Die gehackten Kräuter unter den Bulgur heben und in der Tajine servieren.

Fünfmal *Lachs*

Lachs ist ein wunderbarer Lieferant von Omega-3-Fettsäuren, die wichtig für unsere Gesundheit sind. Man vermutet, dass sie Entzündungen hemmen, den Blutdruck senken und sogar eine krebshemmende Wirkung haben könnten. Diese Rezepte helfen, auf schmackhafte Weise zu den empfohlenen 2–3 Portionen Fettfisch pro Woche zu kommen. Jeweils für 4 Personen.

Gegrillter Lachs mit Pfirsichen und Ingwer

Die Grillpfanne bei starker Hitze erhitzen. Ein 2-cm-Stück Ingwer fein reiben und 4 Lachsfilets und 4 halbierte Pfirsiche mit dem Ingwer und 2 TL Olivenöl einreiben. 6 Minuten in der Grillpfanne grillen, bis der Lachs gar ist und die Pfirsiche saftig sind. Mit Zitronenspalten und Rucola servieren.

Lachssalat mit Erbsen und Bohnen

4 pochierte Lachsfilets zerpflücken und mit je 200 g blanchierten Erbsen und dicken Bohnen, 1 Handvoll Rucola, fein abgeriebener Schale und Saft von 1 Zitrone, 1 Handvoll gehackter Petersilie und 20 g zerkrümeltem Feta durchheben.

Lachs mit Avocado-Radieschen-Salat

4 Lachsfilets mit 1 TL Olivenöl einpinseln, mit fein abgeriebener Schale von 1 Limette bestreuen und bei 200 °C im Backofen 10–12 Minuten backen. In der Zwischenzeit 1 in Scheiben geschnittene Avocado mit 100 g Radieschenscheiben, Scheiben von ½ Gurke und 1 Handvoll klein gezupfter Korianderblätter durchheben. 2 TL salzarme Sojasauce mit dem Saft von 1 Limette verquirlen und darüberträufeln. Den Salat zu den Lachsfilets servieren.

Lachsspieße mit Limetten-Ingwer-Butter

4 Lachsfilets in große Stücke schneiden und auf 8 Spieße fädeln. 15 g zerlassene Butter mit 2 cm fein geriebenem frischem Ingwer und dem Saft von 1 Limette verquirlen. Die Spieße mit ein wenig Butter einpinseln und 6 Minuten grillen. In der Zwischenzeit 2 geraspelte Möhren mit ½ gehobelten Rotkohl und 4 klein geschnittenen Frühlingszwiebeln, dem Saft von 1 Limette und 1 Handvoll gezupfter Korianderblätter durchheben. Den gegrillten Lachs mit der restlichen Butter einpinseln und mit dem Salat servieren.

Lachs in Sesamkruste mit Pak Choi

2 EL Sesamsamen mit 2 TL salzarmer Sojasauce und 1 TL klarem Honig verquirlen. 4 Lachsfilets gleichmäßig damit bestreichen und im Backofen bei 200 °C 10–12 Minuten backen. Den Lachs mit dem Garsaft übergießen und mit gedünstetem Pak Choi servieren.

Fleisch und Geflügel

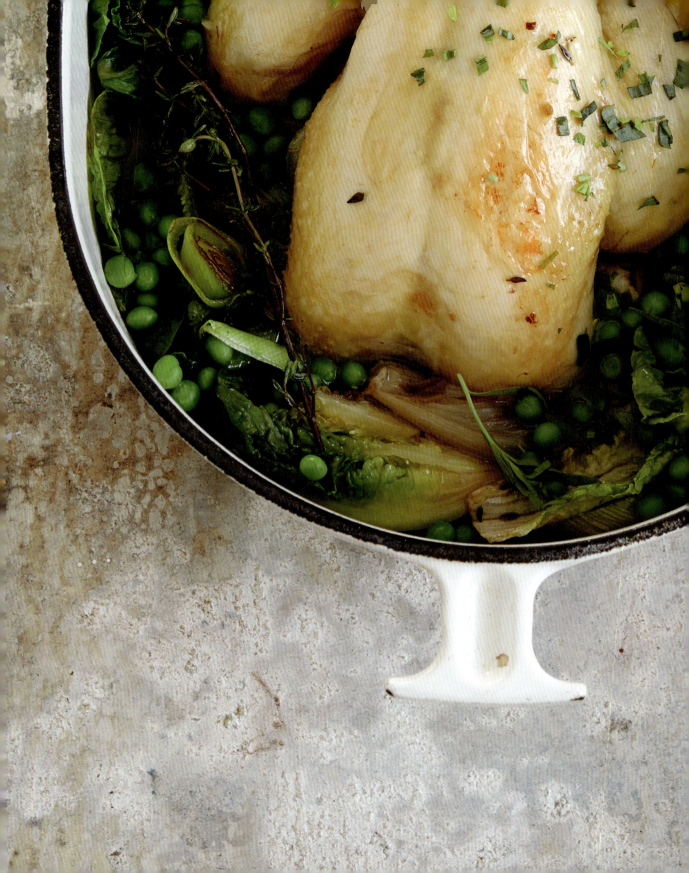

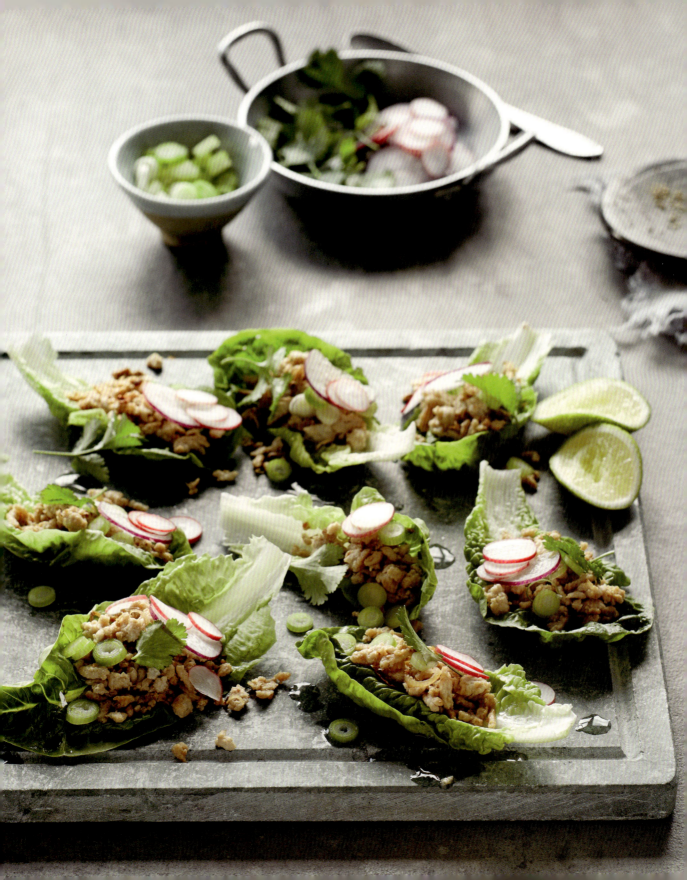

Thai-Salat-Schiffchen mit Pute

Für 4 Personen

1 Zitronengrasstängel

2 TL Sonnenblumenöl

500 g magere Putenbrust, durch den Fleischwolf gedreht

Saft von 1 Limette

2 TL Fischsauce

3 TL Ahornsirup

1 Prise Chiliflocken (nach Belieben)

4 Romana-Salatherzen, in Blätter zerteilt

100 g Radieschen, in Scheiben geschnitten

4 Frühlingszwiebeln, in dünne Ringe geschnitten

1 kleine Handvoll Korianderblätter, grob gehackt

Diese Salatschiffchen stecken voller köstlicher Thai-Aromen, sind schnell zuzubereiten und eignen sich daher als leichtes, erfrischendes Abendessen für den Alltag.

Das Zitronengras mit dem Messerrücken platt klopfen, die harten äußeren Blätter entfernen und das weiche Innere fein hacken.

Die Hälfte des Öls bei mittlerer Hitze in einer großen Pfanne erhitzen und die Hälfte des Putenhackfleisches mit dem Zitronengras 4–5 Minuten goldbraun anbraten. Dabei das Hackfleisch mit dem Holzlöffel in kleine Stücke zerteilen. Aus der Pfanne heben, dann das restliche Putenhack im verbleibenden Öl anbraten.

Zitronensaft, Fischsauce, Ahornsirup und Chiliflocken (nach Belieben) in einer kleinen Schüssel verquirlen.

Das Putenhack mit der verquirlten Sauce in die Pfanne geben und gründlich vermengen. Bei starker Hitze 2–3 Minuten braten, bis das Hackfleisch durchgegart, rundum goldbraun und karamellisiert ist.

Das heiße Hackfleisch auf die Salatblattschiffchen verteilen oder mit den Salatblättern auf einer Servierplatte anrichten, sodass sich jeder selbst bedienen kann. Mit Radieschen, Frühlingszwiebeln und Koriander garnieren.

Warmer Hähnchenlebersalat

Für 4 Personen

100 g grüner Spargel

100 g feine grüne Bohnen, geputzt

2 TL Olivenöl

400 g Hühnerleber, gesäubert und trocken getupft

1 TL Paprikapulver

1 Chicorée, in Einzelblätter zerteilt

100 g Kirschtomaten, halbiert

1 Handvoll Rucolablätter

Saft von 1 Zitrone (oder nach Geschmack)

frisch gemahlener schwarzer Pfeffer

Zarte und köstliche Hähnchenleber lässt sich nicht nur zu Leberpastete oder -terrine verarbeiten. Mit ein wenig Paprikapulver und bittersüßen Salatzutaten entsteht ein köstlicher Salat, der viel Geschmack und Textur bietet.

Die holzigen Enden des Spargels abbrechen und die Stangen in 2–3 cm lange Stücke schneiden. Die grünen Bohnen längs halbieren. Einen Topf mit Wasser zum Kochen bringen und Spargel und Bohnen 2–3 Minuten köcheln lassen, bis sie gerade zart sind. Abgießen und beiseitestellen.

Das Öl in einer großen beschichteten Pfanne erhitzen. Die Hähnchenleber im Paprikapulver wenden und in die heiße Pfanne geben. Unter häufigem Wenden 5–7 Minuten rundum anbraten, sodass sie außen goldbraun, innen aber noch rosa sind.

Die warme Hähnchenleber mit Spargel, Bohnen, Chicorée, Tomaten und Rucola in eine große Schüssel geben, mit Zitronensaft durchheben und mit schwarzem Pfeffer abschmecken. Sofort servieren.

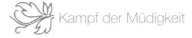 **Kampf der Müdigkeit**

Müdigkeit ist eine häufige Folge von Krebsbehandlungen, und bei Patienten, die an rheumatischer Arthritis leiden, kann sich der Effekt durch Eisenmangelanämie verstärken, bei der die Fähigkeit des Blutes, Sauerstoff zu transportieren, reduziert ist. Innereien wie Leber und Nieren enthalten hohe Eisenmengen und können daher solche Beschwerden zügig lindern und einem schnell wieder auf die Beine helfen.

Puten-Graupen-Risotto mit Estragon

Für 4 Personen

2 TL Olivenöl

1 kleine Zwiebel, geschält und fein gewürfelt

1 Lauchstange, geputzt, gründlich gewaschen und in feine Ringe geschnitten

2 Knoblauchzehen, geschält und zerdrückt

250 g mageres Putenfleisch, durch den Fleischolf gedreht

200 g Perlgraupen

ca. 1,2 l salzarme Hühnerbrühe

2 Thymianzweige

150 g TK-Erbsen

fein abgeriebene Schale von ½ Zitrone

1–2 EL Estragonblätter, grob gehackt

20 g Parmesan, fein gerieben (nach Belieben)

Salz und Pfeffer

Perlgraupen sind eine gesunde Alternative zu Risotto-Reis, und dieses Risotto ist ein wunderbar einfaches Wohlfühlgericht. Wer den besonderen Geschmack von Estragon nicht mag, kann ihn durch Thymian oder Petersilie ersetzen.

Das Olivenöl bei schwacher bis mittlerer Hitze in einer großen beschichteten Pfanne erwärmen und Zwiebel und Lauch 5 Minuten anbraten, bis sie leicht bräunen. Bei Bedarf etwas Wasser hinzugeben. Den Knoblauch hinzufügen und 1 weitere Minute anbraten.

Das Putenhack in die Pfanne geben und die Temperatur leicht erhöhen. Das Fleisch 2–3 Minuten rundum goldbraun anbraten und dabei mit dem Holzlöffel zerteilen. Die Perlgraupen hinzugeben und 1 weitere Minute braten.

800 ml Brühe hinzugießen, den Thymian hinzugeben und aufkochen. Die Temperatur reduzieren und 35–40 Minuten sanft köcheln lassen, bis die Graupen gar sind. Nach und nach weitere Brühe hinzugeben, sobald die Pfanne zu trocken wird. Kurz vor Ende der Garzeit die Erbsen einrühren.

Die Pfanne vom Herd nehmen und Zitronenschale, Estragon und Parmesan (nach Belieben) einrühren. Mit Pfeffer abschmecken und servieren.

Hähncheneintopf mit gedünstetem Salat und Erbsen

Für 4–6 Personen

2 TL Olivenöl

200 g Schalotten, größere Schalotten halbiert

2 Lauchstangen, geputzt, gründlich gewaschen und in dicke Ringe geschnitten

4 Knoblauchzehen, geschält und zerdrückt

2 große Thymianzweige

2 Lorbeerblätter

1 ofenfertiges Bio-Hähnchen aus Freilandhaltung (ca. 1,5 kg)

400 ml salzarme Gemüsebrühe

4 Romana-Salatherzen, längs halbiert

350 g tiefgekühlte junge Erbsen

2 TL gehackter Estragon oder Schnittlauch

1 Spritzer Zitronensaft

frisch gemahlener schwarzer Pfeffer

Man benötigt nur wenige Zutaten, um ein gutes Hähnchen in ein wunderbares Gericht zu verwandeln. Aber einfacher als bei diesem Hähncheneintopf geht es kaum noch – perfekt für ein entspanntes Sonntagsessen.

Den Backofen auf 140 °C vorheizen.

Das Olivenöl bei mittlerer Hitze in einem Bräter (groß genug für das ganze Hähnchen) erhitzen. Sobald es heiß ist, Schalotten und Lauch unter mehrfachem Wenden 5 Minuten rundum anbraten. Dann Knoblauch, Thymian und Lorbeerblätter hinzugeben und 1 weitere Minute braten, bis die Gewürze zu duften beginnen.

Das Hähnchen in den Bräter zwischen das Gemüse setzen und mit der Brühe übergießen. Aufkochen, dann den Bräter mit einem Deckel oder mit Alufolie verschließen und 1½ Stunden im Backofen garen. Das Hähnchen zwischendurch mehrfach mit dem Bratensaft übergießen.

Die Temperatur auf 190 °C erhöhen und den Bräter aufdecken. Weitere 15 Minuten garen und 5 Minuten vor Ende der Garzeit Salatherzen und Erbsen hinzugeben. Das Hähnchen sollte gar und die Haut goldbraun sein. Das Gemüse sollte gerade gar sein.

Estragon oder Schnittlauch hinzufügen und zum Abschluss mit einem Spritzer Zitronensaft beträufeln und mit Pfeffer bestreuen.

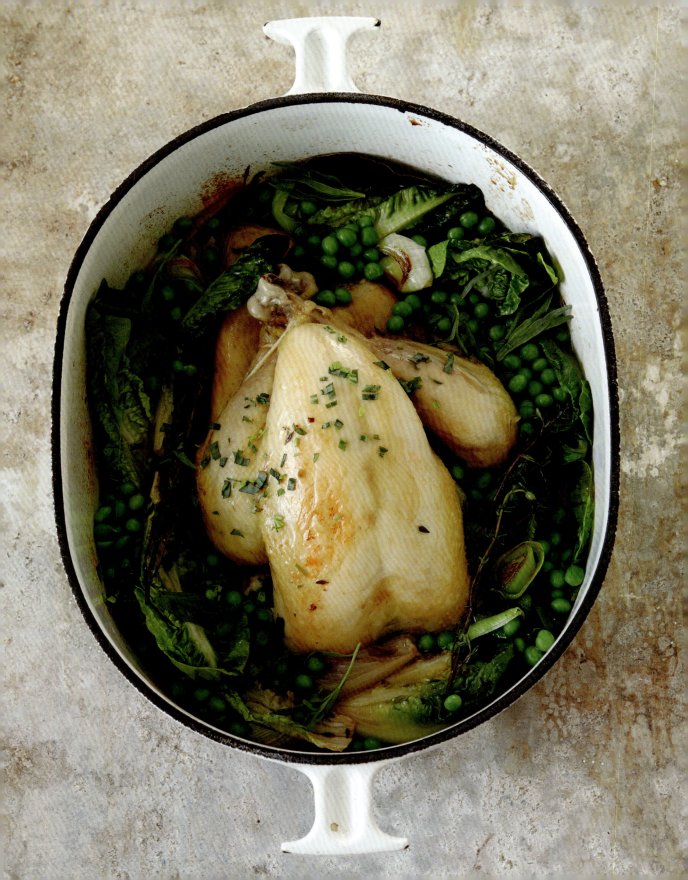

Paprikahähnchen mit Süßkartoffeln und rotem Krautsalat

Für 4 Personen

1 ofenfertiges Bio-Hähnchen aus Freilandhaltung (ca. 1,5 kg)

1 Zitrone

2 TL geräuchertes Paprikapulver

2 TL Olivenöl

1 TL klarer Honig

2 Knoblauchzehen, geschält und zerdrückt

einige Thymianzweige

1 Zwiebel, geschält und in dicke Scheiben geschnitten

800 g Süßkartoffeln, geschrubbt und in Spalten geschnitten

Für den roten Krautsalat

½ Rotkohl, gehobelt

4 Frühlingszwiebeln, in Ringe geschnitten

2 Möhre, geschält und grob gerieben

4 Radieschen, in dünne Scheiben geschnitten

2 EL grob gehackter Schnittlauch

2 EL magerer Naturjoghurt

Saft von 1 Limette

Dieses Brathähnchen mit süßen und rauchigen Aromen ergibt zusammen mit Süßkartoffeln und rotem Krautsalat ein ganz besonderes Sonntagsessen, bei dem einem das Wasser im Mund zusammenläuft.

Den Backofen auf 200 °C vorheizen.

Das Hähnchen auf das Schneidebrett legen. Die Zitrone pressen und den Saft mit Paprikapulver, Olivenöl und Honig verquirlen. Das Hähnchen mit der Hälfte der Mischung bestreichen. Zitronenschalen, Knoblauch und Thymianzweige in die Bauchhöhle des Hähnchens geben.

Die Zwiebelscheiben in einem beschichteten Bräter verteilen und das Hähnchen daraufsetzen. 20 Minuten im Backofen backen, dann die Temperatur auf 180 °C reduzieren und weitere 15 Minuten backen.

Die Süßkartoffeln in der restlichen Paprikamischung wenden und um das Hähnchen in die Auflaufschale geben (ist sie zu klein, einfach eine zweite Auflaufschale verwenden). Weitere 30–45 Minuten backen und dabei regelmäßig mit Bratensaft übergießen und die Süßkartoffeln wenden, bis das Hähnchen durchgegart und zart ist.

In der Zwischenzeit für den Krautsalat den gehobelten Rotkohl in einer großen Schüssel mit Frühlingszwiebeln, Möhren, Radieschen und Schnittlauch vermengen. Joghurt und Limettensaft durchheben und den Salat damit anmachen.

Das Hähnchen aus dem Ofen nehmen und an einem warmen Ort 10 Minuten ruhen lassen. Die Süßkartoffeln warm stellen.

Das Hähnchen tranchieren und mit den Süßkartoffelspalten und dem roten Krautsalat servieren.

Sesam-Rinder-Spieße mit buntem Pfannengemüse

Für 4 Personen

560 g mageres Rumpsteak (oder anderes Steak)

2 TL geröstetes Sesamöl

2,5 cm großes Stück Ingwer, geschält und fein gerieben

3 Knoblauchzehen, geschält und zerdrückt

2 TL Ahornsirup

4 TL salzarme Sojasauce

1 TL Sesamsamen

2 Möhren

1 rote Paprika, entkernt und in Streifen geschnitten

200 g Brokkoli, in einzelne Röschen zerteilt

4 Frühlingszwiebeln, in dünne Ringe geschnitten

150 g Zuckererbsen

Limettenspalten zum Servieren

Dieses farbenfrohe, wunderbar aromatische Gericht sorgt auch an trüben Tagen ür Aufheiterung.

Das Steak in 24 Würfel schneiden und in eine nichtmetallische Schüssel geben. Die Hälfte des Sesamöls, 2 zerdrückte Knoblauchzehen, Ingwer, Ahornsirup, Sojasauce und Sesamsamen hinzugeben und das Fleisch gründlich darin wenden. 10 Minuten oder über Nacht im Kühlschrank marinieren.

Die Möhren mit dem Sparschäler längs in lange Bänder schneiden und in eine Schüssel geben.

Den Backofengrill vorheizen. Die Spieße mit je 3 Fleischstücken bestückt auf eine Grillschale legen. Die Marinade aufbewahren. 3–4 Minuten unter einmaligem Wenden auf oberster Schiene grillen, bis das Fleisch braun, aber innen noch rosa ist.

In der Zwischenzeit einen Wok oder eine beschichtete Pfanne auf mittlerer Stufe erhitzen. Das restliche Sesamöl hinzugeben, dann Paprika und Brokkoli 2 Minuten pfannenrühren. Den restlichen Knoblauch und die Frühlingszwiebeln hinzugeben und 1 weitere Minute pfannenrühren.

Die übrige Marinade, Möhrenbänder und Zuckererbsen hinzugeben. 1 weitere Minute pfannenrühren, bis das Gemüse gar ist, aber noch Biss hat. Pro Person zwei Spieße mit etwas Pfannengemüse und einer Limettenspalte servieren.

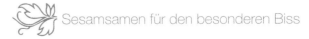 Sesamsamen für den besonderen Biss

Die nährstoffreichen Sesamsamen werden in der nahöstlichen und asiatischen Küche häufig verwendet. Sie sind erstklassige Mineralienlieferanten und eine der besten pflanzlichen Quellen für Lignane. Diese sind dafür bekannt, dass sie die Bildung und Ausbreitung bestimmter Tumorzellen behindert.

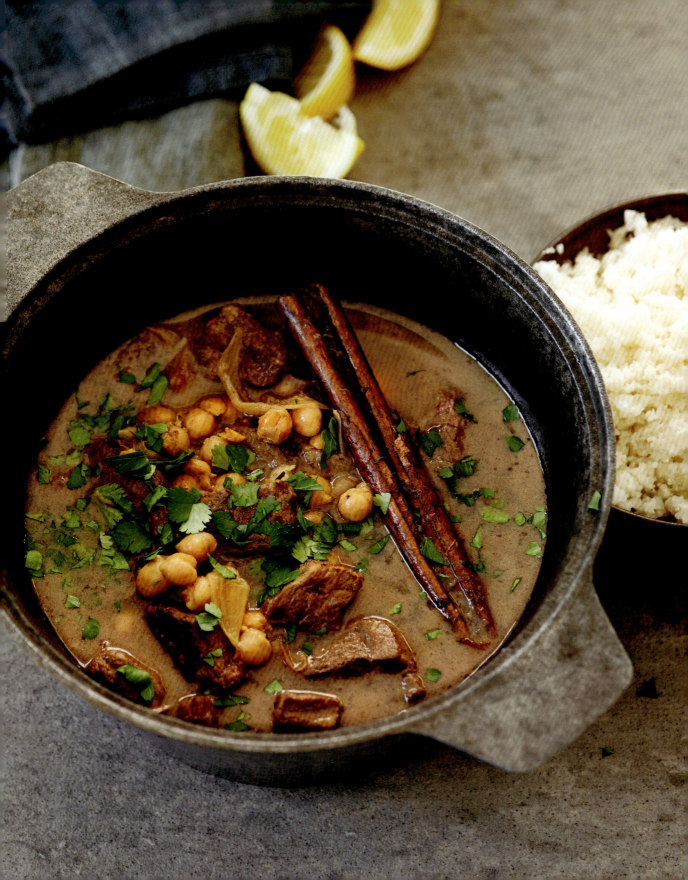

Geschmortes Rindfleisch mit Datteln und Kichererbsen

Für 4 Personen

2 TL Olivenöl

560 g mageres Rindergulasch

6 EL Wasser

1 große Zwiebeln, geschält und grob gehackt

4 Knoblauchzehen, geschält und zerdrückt

2,5 cm großes Stück Ingwer, geschält und gerieben

1 Zimtstange

2 TL gemahlener Kreuzkümmel

1 Prise Safranfäden

650 ml heiße salzarme Rinderbrühe

75 g Medjoul-Datteln, entsteint und halbiert

400 g Kichererbsen aus der Dose, abgetropft

1 mittelgroßer Blumenkohl

je 1 Handvoll Koriander- und Petersilienblätter, grob gehackt

Zitronenspalten zum Servieren

Dieser wärmende, aromatische und wohltuende Schmortopf ist eine leichtere Version einer marokkanischen Tajine. Mit Blumenkohlreis ist er ein wunderbares Gericht für kalte Winterabende.

Den Backofen auf 140 °C vorheizen.

1 TL Olivenöl bei mittlerer bis starker Hitze in einer großen beschichteten Pfanne erhitzen und das Fleisch unter gelegentlichem Wenden 3–4 Minuten rundum anbraten. Am besten in mehreren Portionen arbeiten, um die Pfanne nicht zu überfüllen.

Das Fleisch in einen Schmortopf (oder eine Tajine) geben. 3 EL Wasser in die Pfanne geben und schwenken, um den Bratensatz zu lösen. Die Flüssigkeit mit in den Schmortopf geben.

Das restliche Öl in der Pfanne erhitzen. Sobald es heiß ist, die Zwiebelringe unter gelegentlichem Wenden 2–3 Minuten goldbraun rösten. Knoblauch, Ingwer, Zimt, Kreuzkümmel und Safran hinzugeben und 1 Minute rösten, bis sie zu duften beginnen. Zwiebeln und Gewürzmischung in den Schmortopf geben, den Bodensatz der Pfanne mit dem restlichen Wasser loskochen und ebenfalls in den Topf geben.

Die Brühe über das Fleisch gießen, sodass es gerade bedeckt ist. Bei Bedarf mit etwas Wasser auffüllen. Die Datteln hinzugeben und den Deckel auflegen. Im Backofen 1 Stunde schmoren, dann die Kichererbsen hinzugeben. Anschließend weitere 1½ Stunden schmoren, bis das Fleisch gar ist.

Für den Blumenkohlreis den Blumenkohl zerteilen und 2–3 Minuten dämpfen, bis er weich ist. Ausdampfen lassen, bis er trocken ist. In der Küchenmaschine auf Reiskorngröße zerkleinern. Alternativ mit der Küchenreibe grob reiben.

Das geschmorte Rindfleisch mit Blumenkohlreis anrichten, mit Koriander bestreuen und mit einer Zitronenspalte servieren.

Harissa-Lamm mit Grillgemüse und Tahine-Dressing

Für 4 Personen

500 g Lammrückenfilet, überschüssiges Fett abschneiden

1 EL Harissapaste

2 Knoblauchzehen, geschält und zerdrückt

fein abgeriebene Schale und Saft von 1 Zitrone

2 Zucchini

1 Fenchelknolle

1 mittelgroße Aubergine

2 rote Paprika, halbiert und entkernt

1–2 TL Olivenöl

2 EL Tahine

4 EL Wasser

1 kleine Handvoll glatte Petersilienblätter

Zarter Lammrücken ist preisgünstig und eignet sich gut zum schnellen Garen. Dieses würzige, orientalisch angehauchte Gericht ist einfach zuzubereiten, beeindruckt aber jeden Gast.

Den Backofen auf 200 °C vorheizen.

Die Lammnackenfilets mit Harissapaste, einer zerdrückten Knoblauchzehe und der Hälfte von Zitronenschale und -saft in eine Glasschale geben und gründlich wenden. Mindestens 5 Minuten oder über Nacht im Kühlschrank marinieren.

Zucchini, Fenchel und Aubergine in 1 cm dicke Scheiben schneiden und die Paprikahälften in je 4 Streifen schneiden. Eine große Grillpfanne bei starker Hitze erwärmen. In der Zwischenzeit die Gemüse mit dem Öl bepinseln.

Sobald die Pfanne rauchend heiß ist, das Lammfleisch unter gelegentlichem Wenden 3–4 Minuten anbraten. Auf ein Backblech legen und im Backofen entweder 15 Minuten medium bis rosa oder 20 Minuten durchgaren.

Während das Lamm gart, das Gemüse portionsweise 1–2 Minuten von jeder Seite grillen, bis es gar und gebräunt ist. Anschließend auf einem Backblech auslegen (nicht stapeln, da das Gemüse sonst dämpft und zu stark gart).

Den übrigen Knoblauch, Zitronenschale und -saft, Tahine und Wasser zu einem Dressing verquirlen.

Das fertige Lamm aus dem Ofen nehmen und 10 Minuten ruhen lassen, dann aufschneiden und mit dem Grillgemüse durchheben. Mit dem Dressing beträufeln und mit der gehackten Petersilie bestreuen.

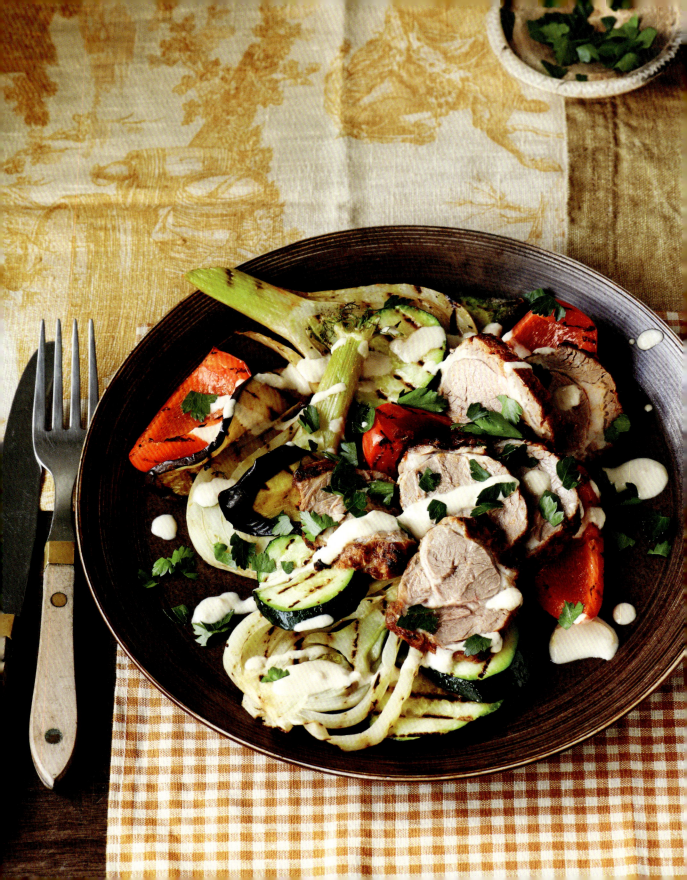

Lammfilet mit Pistazienkruste und Paprikasalat

Für 4 Personen

3 TL Olivenöl

500 g Lammrückenfilets, überschüssiges Fett abschneiden

50 g geschälte, ungeröstete und ungesalzene Pistazien

3 EL glatte Petersilienblätter

1 EL zarte Rosmarinblätter

1 dicke Knoblauchzehe, geschält

fein abgeriebene Schale von ½ Zitrone

1 rote Paprika, entkernt und in Streifen geschnitten

1 grüne Paprika, entkernt und in Streifen geschnitten

1 gelbe Paprika, entkernt und in Streifen geschnitten

½ rote Zwiebel, geschält und in dünne Ringe geschnitten

½ TL Kümmelsamen

1 EL Apfelessig

Die süßen und leuchtend grünen Pistazien sind eine wunderbare Ergänzung zum zarten Lammfleisch. Dieses einfach zuzubereitende und schnell geröstete Lamm schmeckt köstlich mit dem Salat aus gerösteten Paprika.

Den Backofen auf 200 °C vorheizen.

1 TL Olivenöl in einer großen beschichteten Pfanne erhitzen, dann die Lammfilets unter gelegentlichem Wenden 3–4 Minuten rundum goldbraun anbraten. Aus der Pfanne nehmen und auf einem Schneidebrett leicht abkühlen lassen.

In der Zwischenzeit Pistazien, 1 EL Petersilie, den gesamten Rosmarin, Knoblauch und Zitronenschale im Mixer mit der Intervallschaltung zerkleinern, bis sie die Konsistenz von Semmelbröseln haben.

Die Pistazienmischung gleichmäßig auf dem Fleisch verteilen und mit den Händen andrücken, sodass eine Haube entsteht. Die Filets vorsichtig in eine Auflaufschale legen und im Backofen garen: 15 Minuten für medium bis rosa und 20 Minuten für durchgegart.

Während das Lamm gart, die Paprika im restlichen Öl und in den Kümmelsamen wenden, auf einem Backblech ausbreiten und 10–15 Minuten rösten, bis sie gebräunt sind, aber noch Biss haben.

Das fertige Lamm 10 Minuten an einem warmen Ort ruhen lassen. Den gerösteten Paprika mit Apfelessig und der übrigen Petersilie durchheben. Das Fleisch in Streifen schneiden und mit dem Paprikasalat servieren.

Lammleber mit Salbei und Wildpilzen

Für 4 Personen

450 g Lammleber, in Scheiben geschnitten

2 EL Mehl

2 TL Sonnenblumenöl

2 Schalotten, geschält und in dünne Ringe geschnitten

2 Knoblauchzehen, geschält und in dünne Scheiben geschnitten

250 g Wildpilze, geputzt

8 Salbeiblätter, grob gehackt

250 ml heiße salzarme Lammbrühe

1 Spritzer Worcestersauce

100 g Rucola, Spinat oder Brunnenkresse

Salz und frisch gemahlener schwarzer Pfeffer

Zitronenspalten zum Servieren

Außen knusprig, innen himmlisch zart, so muss Leber sein, wenn sie richtig gebraten ist. In diesem Gericht unterstreichen die Wildpilze und der Salbei die erdige Note des sonst häufig vernachlässigten Fleisches.

Die Leber in ein Sieb geben und unter laufendem kaltem Wasser abspülen, dann mit Küchenpapier trocken tupfen. Das Mehl großzügig mit Pfeffer würzen und die Leber darin wenden.

Die Hälfte des Öls bei mittlerer Hitze in einer großen beschichteten Pfanne erhitzen. Die Hälfte der Leberscheiben unter gelegentlichem Wenden 3–4 Minuten gründlich anbraten. Die gebräunte Leber auf einen Teller geben und die zweite Hälfte auf dieselbe Weise zubereiten.

Das restliche Öl in der Pfanne erhitzen und Schalotten, Knoblauch, Pilze und Salbei 2–3 Minuten goldgelb anbraten. Aus der Pfanne nehmen und auf einem Teller beiseitestellen.

Die Brühe in die Pfanne gießen und köchelnd leicht reduzieren. Die Leber wieder in die Pfanne geben und 1–2 Minuten erhitzen. Die Pilze hinzugeben, mit Worcestersauce würzen und durchrühren.

Sofort mit den Salatblättern und einer Zitronenspalte zum Beträufeln servieren.

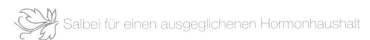 Salbei für einen ausgeglichenen Hormonhaushalt

Salbei ist reich an sekundären Pflanzenstoffen und ein guter Lieferant wichtiger Nährstoffe wie Vitamin A, C und K und verschiedener B-Vitamine sowie verschiedener Mineralien. Man vermutet, dass seine sekundären Pflanzenstoffe auch die Bildung und Ausbreitung von Krebs und krebserregenden Stoffen eindämmen, wenn nicht sogar stoppen können.

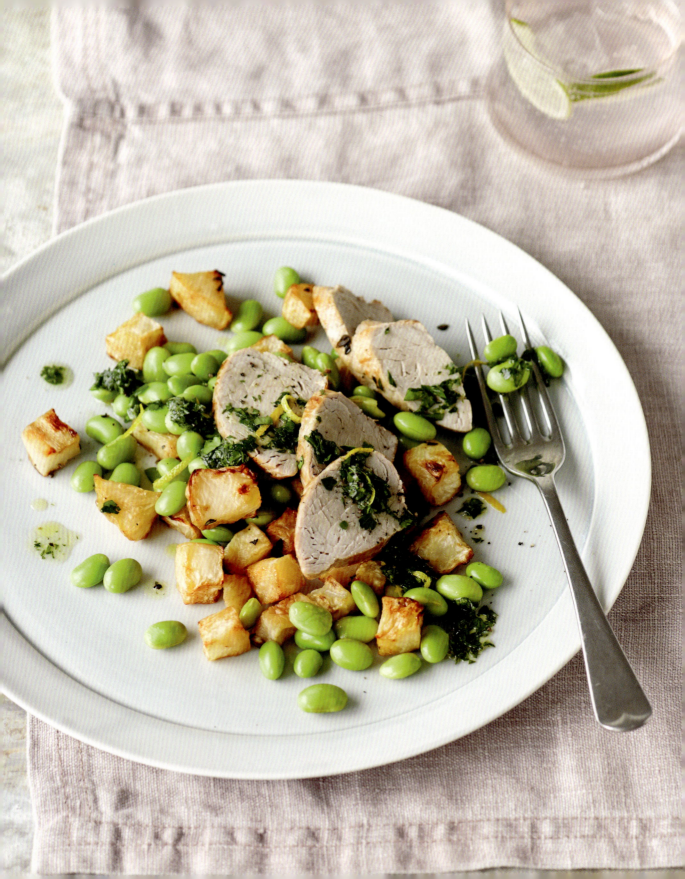

Schweinefilet mit Sellerie, Edamame und Gremolata

Für 4 Personen

3 TL Olivenöl

1 mittelgroße Sellerieknolle, geschält und in 1,5 cm große Würfel geschnitten

1 Schweinefilet, überschüssiges Fett und Sehnen abschneiden

1 TL Thymianblätter, grob gehackt

fein abgeriebene Schale und Saft von ½ Zitrone

1 kleine Knoblauchzehe, geschält und zerdrückt

4 EL glatte Petersilienblätter, fein gehackt

1 Prise Steinsalz

1–2 EL Wasser

200 g TK-Edamame

Edamame, die nährstoffreichen, unreif geernteten Sojabohnen, und Sellerie passen hervorragend zu Schweinefilet, und die zitrusfrische Gremolata verbindet sie harmonisch.

Den Backofen auf 200 °C vorheizen.

Den Sellerie in 1 TL Olivenöl wenden, sodass er rundum bedeckt ist, dann in einer Schicht auf einem Backblech verteilen (bei Bedarf zwei verwenden) und 10 Minuten im Backofen rösten.

½ TL Öl bei mittlerer Hitze in einer beschichteten Pfanne erhitzen und das Schweinefilet unter gelegentlichem Wenden 3–4 Minuten goldbraun anbraten. Aus der Pfanne nehmen.

Das Backblech mit dem Sellerie aus dem Ofen nehmen und das Schweinefilet darauflegen. Mit dem Thymian bestreuen, wieder in den Ofen geben und 25–30 Minuten gar rösten.

Für die Gremolata das restliche Olivenöl mit Zitronenschale und -saft, Knoblauch, Petersilie und Salz verquirlen und mit 1–2 EL Wasser bis zur gewünschten Konsistenz verdünnen.

Das gare Fleisch aus dem Ofen nehmen und 5 Minuten ruhen lassen. Die Edamame in einen Topf mit kochendem Wasser geben und 3 Minuten köcheln, bis sie gar sind, aber noch Biss haben. Gründlich abtropfen lassen.

Das Schweinefleisch aufschneiden und mit dem Sellerie, den Edamame und der Gremolata servieren.

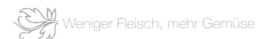

Weniger Fleisch, mehr Gemüse

Schweinefleisch ist ein guter Proteinlieferant und bietet Eisen, das gegen Müdigkeit hilft. Die Edamame sind fettarm und dennoch proteinreich, bieten Faserstoffe und eine Fülle an Vitaminen und Mineralien.

Hirsch-Maronen-Schmortopf mit Perlgraupen

Für 4–6 Personen

2 TL Sonnenblumen- oder Pflanzenöl

500 g Hirschgulasch

ca. 1 l salzarme Rinderbrühe

1 große Zwiebel, geschält und grob geschnitten

200 g Möhren, geschält und grob gehackt

2 Knoblauchzehen, geschält und zerdrückt

100 g Perlgraupen

1 EL Tomatenmark

einige Thymianzweige

2 Lorbeerblätter

200 g vorgegarte, geschälte Maronen

125 g braune Champignons, halbiert

200 g Grünkohl, gehobelt

Saft von ½ Zitrone

Dieser Eintopf kombiniert einige der köstlichsten Geschmacksrichtungen der kalten Jahreszeit. Der kräftige Wildgeschmack bildet mit den Perlgraupen eine reichhaltige Grundlage und der zitronige Grünkohl setzt eine leichtere Note dagegen.

Den Backofen auf 140 °C vorheizen.

1 TL Öl bei mittlerer Hitze in einer großen beschichteten Pfanne erhitzen und das Fleisch rundum goldbraun anbraten. Dabei am besten portionsweise vorgehen, um die Pfanne nicht zu überladen. Das Fleisch dann in einen Bräter geben.

Etwas Brühe in die Pfanne geben, den Bratensatz damit verkochen und mit in den Bräter geben. Die Pfanne säubern.

Erneut etwas Öl in der Pfanne erhitzen und die Karotten golden anbraten. Das Gemüse in den Bräter geben, wieder mit Brühe ablöschen und die Jus in den Bräter geben. Zum Schluss den Knoblauch in Öl anbraten und ebenfalls in den Bräter geben.

Die Perlgraupen hinzugeben und mit der restlichen Brühe gerade bedecken. Tomatenmark einrühren und Thymian und Lorbeerblätter einstreuen. Den Eintopf bei mittlerer Hitze zum Köcheln bringen. Ein Stück Backpapier anfeuchten und direkt auf die Oberfläche des Eintopfs legen. Den Bräter mit dem Deckel zudecken und 1 Stunde in den Ofen geben.

Den Eintopf aus dem Ofen nehmen und Maronen und Pilze einrühren. Sollte der Eintopf zu trocken sein, 250 ml Brühe oder Wasser hinzugeben. 1 weitere Stunde im Ofen schmoren.

Nun sollte der Eintopf dickflüssig sein. Nach Belieben mit Wasser verdünnen. Das Fleisch sollte so zart sein, dass es auseinanderfällt. Ist es noch zu fest, weitere 30 Minuten schmoren.

Den Grünkohl 2 Minuten dämpfen, bis er leuchtend grün und gerade ein wenig weich ist. Abtropfen lassen und mit Zitronensaft beträufeln. Das Gemüse zum Schmortopf servieren.

Fünfmal *Hähnchenbrust*

Wenn der Körper gegen den Krebs kämpft, ist es wichtig, viele Proteine zu sich zu nehmen. Hähnchenfleisch bietet alle essenziellen Aminosäuren. Hier sind fünf Vorschläge, Hähnchen einmal anders zuzubereiten. Jeweils für 4 Personen.

Geröstetes Kokos-Limetten-Hähnchen

4 Hähnchenbrüste in 120 ml Kokosmilch, abgeriebener Schale und Saft von 2 Limetten, 2 TL geriebenem Ingwer und 4 zerdrückten Knoblauchzehen wenden. Im auf 200 °C vorgeheizten Backofen 20–25 Minuten gar rösten. Mit einem Kräutersalat aus Koriander, Minze und Basilikum mit einem Spritzer Limettensaft servieren.

Hähnchen-Saltimbocca

4 Hähnchenbrüste zwischen zwei Lagen Frischhaltefolie legen und mit der Teigrolle auf 1 cm Stärke flach klopfen. ½ Scheibe Parmaschinken auf jede Hähnchenbrust legen, darauf je 1 Salbeiblatt mit einem Zahnstocher feststecken. 2 TL Olivenöl bei mittlerer Hitze in einer beschichteten Pfanne erhitzen und das Fleisch von jeder Seite 4–5 Minuten braten. Mit Pfeffer und einem Spritzer Zitronensaft würzen. Dazu passt besonders gut der Spargel-Bohnen-Salat von S. 67.

Hähnchen mit Zitronen-Thymian-Pinienkern-Kruste

4 Hähnchenbrüste zwischen zwei Lagen Frischhaltefolie legen und mit der Teigrolle auf 1 cm Stärke flach klopfen. Im Mixer die Schale von 2 Zitronen, 2 zerdrückte Knoblauchzehen, 2 EL Pinienkerne, 2 TL Thymianblätter und 1 Scheibe Vollkornbrot zerkleinern, bis sie an Semmelbrösel erinnern. Mit 2 TL Olivenöl vermengen. Die Masse auf dem Fleisch verteilen und im auf 200 °C vorgeheizten Backofen 20–25 Minuten gar schmoren. Zum Beispiel mit dem Edamame-Salat von S. 65 servieren.

Italienisches Grillhähnchen mit Aubergine und Zucchini

4 Hähnchenbrüste mit 400 g Kirschtomaten, 2 grob gehackten Auberginen, 2 grob geschnittenen Zucchini, 4 zerdrückten Knoblauchzehen, 1 EL gehacktem Oregano und 1 EL Olivenöl in eine große Auflaufschale geben. Durchheben, mit Pfeffer würzen und im auf 200 °C vorgeheizten Backofen 25–30 Minuten rösten, bis das Fleisch gar ist. Mit Balsamessig beträufeln und mit Basilikum bestreut servieren.

Süß glasierte Hähnchen-Frühlingszwiebel-Spieße

4 Hähnchenbrüste in mundgerechte Stücke schneiden und in 4 TL Ahornsirup, 1 TL salzarmer Sojasauce und dem Saft von 1 Limette wenden. 1 Stunde im Kühlschrank marinieren. 8 Frühlingszwiebeln in 2 cm lange Stücke schneiden und abwechselnd mit dem Fleisch auf Spieße fädeln. Unter mehrfachem Wenden 10–12 Minuten grillen, bis das Fleisch goldbraun und gar ist. Mit Soba-Nudeln und einem Salat servieren.

Vegetarisches

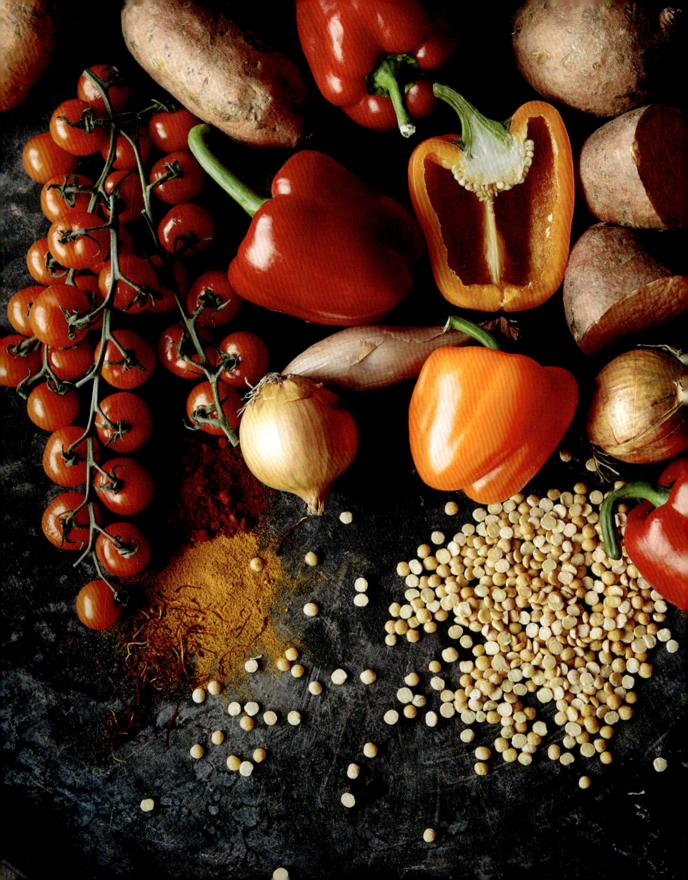

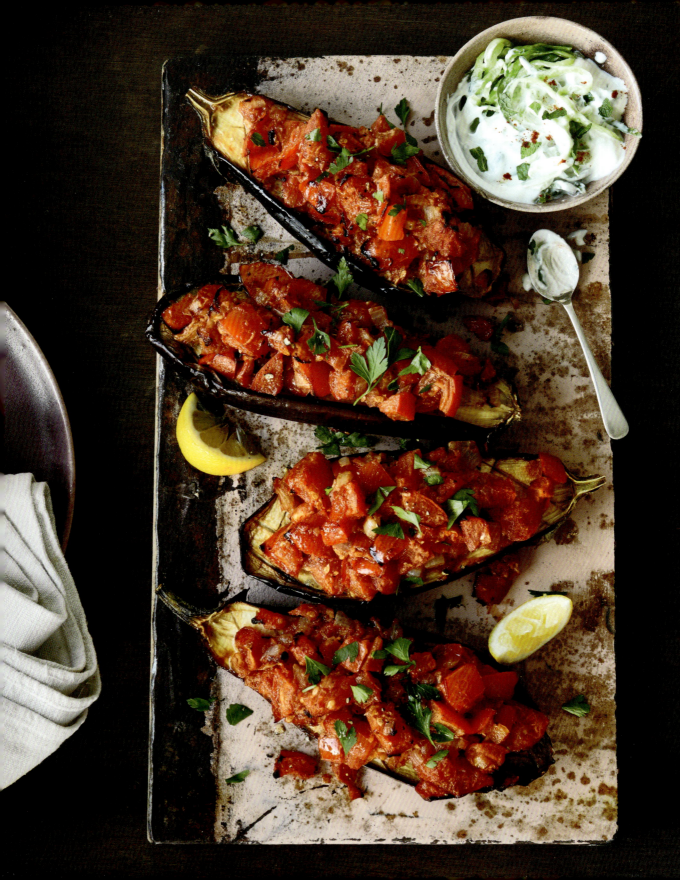

Imam bayildi mit Zaziki und Dinkel-Fladenbrot

Für 4 Personen

Für die Auberginen

4 mittelgroße Auberginen

3 TL Olivenöl

1 große Zwiebel, geschält und gehackt

3 Knoblauchzehen, geschält und zerdrückt

½ TL Zimt

1 TL gemahlener Kreuzkümmel

1 EL Tomatenmark

6 große Tomaten, grob gehackt

1 TL Ahornsirup

Saft von 1 Zitrone

1 kleine Handvoll Petersilie, grob gehackt

frisch gemahlener schwarzer Pfeffer

Für den Zaziki

½ Gurke, geschält, entkernt und gerieben

75 g fettarmer griechischer Joghurt

1 kleine Knoblauchzehe, geschält und zerdrückt

1 Spritzer Zitronensaft nach Geschmack

1 EL fein gehackte Minze

1 Prise Paprikapulver zum Servieren

Für die Dinkel-Fladenbrote

250 g Vollkorndinkelmehl, plus Mehl zum Bestäuben

½ TL getrockneter Oregano

1 Prise Salz

1 EL Backpulver

120–150 ml warmes Wasser

2 TL Olivenöl

Dieses klassische türkische Gericht schmeckt auch ohne Zimt und Kreuzkümmel großartig.

Den Backofen auf 180 °C vorheizen.

Die Auberginen längs halbieren und das Fruchtfleisch kreuzförmig einschneiden. Mit 1 TL Olivenöl bepinseln, auf ein Backblech legen und 20 Minuten rösten, bis sie an den Rändern zu bräunen beginnen.

In der Zwischenzeit das restliche Öl bei mittlerer Hitze in einer Pfanne erhitzen und die Zwiebel 5 Minuten glasig andünsten. Tomatenmark, gehackte Tomaten und Ahornsirup einrühren und vom Herd nehmen.

Die Auberginen mit der Sauce übergießen und weitere 20 Minuten backen, bis sie weich sind und die Sauce reduziert ist. Mit Pfeffer abschmecken.

Währenddessen für den Zaziki das Wasser der geriebenen Gurke durch ein sauberes Küchentuch herausdrücken, dann in einer Schüssel mit Joghurt, Knoblauch, Zitronensaft, Minze und etwas Pfeffer verrühren. Abschmecken und beiseitestellen.

Für die Fladenbrote Mehl, Oregano, Salz und Backpulver in eine große Schüssel sieben und eine Mulde in die Mitte drücken. 120 ml warmes Wasser und das Olivenöl hineingeben und schnell vermengen. Wenn der Teig zu trocken wird, etwas mehr Wasser einarbeiten.

Den Teig in acht Portionen aufteilen und auf einer bemehlten Fläche 5 mm dick ausrollen. Eine große Pfanne bei starker Hitze erwärmen und die Fladenbrote trocken 1–2 Minuten von jeder Seite backen, bis sie aufgegangen und stellenweise geschwärzt sind.

Die Auberginen mit Zitronensaft beträufeln und mit Petersilie bestreuen. Den Zaziki mit etwas Paprikapulver bestreuen. Die Auberginen mit Zaziki und Brot servieren. Traditionell isst man es kalt.

Ingwer-Tempeh-Spieße mit Soba-Nudel-Salat

Für 4 Personen

225-g-Paket Tempeh

2 TL Reisessig

2 TL Sesamöl

2 TL klarer Honig

4 TL salzarme Sojasauce

2,5 cm großes Stück Ingwer, geschält und gerieben

2 kleine Zucchini, in je 8 Scheiben geschnitten

8 Shiitake-Pilze, halbiert

160 g Soba-Nudeln

4 Frühlingszwiebeln, in dünne Ringe geschnitten

100 g Radieschen, in dünne Scheiben geschnitten

100 g Zuckererbsen, halbiert

Saft von 1 Limette

Das aus fermentierten und gepressten Sojabohnen gemachte Tempeh ist so etwas wie der große und stärkere Cousin des Tofu. Es wird hier in Honig und Ingwer mariniert, mit Zucchini und Pilzen gegrillt und mit einem einfachen asiatischen Gemüsesalat mit Nudeln serviert.

Das Tempeh in 16 gleich große Stücke schneiden. Für die Marinade Reisessig, Sesamöl, Honig, Sojasauce und Ingwer in einen Gefrierbeutel geben und miteinander verschütteln. Das Tempeh hineingeben, den Beutel verschließen und mehrmals wenden, um die Tempehstücke mit Marinade zu überziehen. 1 Stunde kalt stellen.

In der Zwischenzeit 8 Holzspieße in warmem Wasser wässern, damit sie unter dem Grill nicht anbrennen.

Den Backofengrill vorheizen. Das Tempeh aus der Marinade nehmen (die Marinade aufbewahren) und die Stücke abwechselnd mit Zucchinischeiben und Pilzen auf die Spieße fädeln, sodass auf jeden Spieß je zwei Stücke kommen.

Die Tempeh-Spieße mit ein wenig Marinade bepinseln und auf oberster Schiene 5 Minuten von jeder Seite goldbraun grillen.

Währenddessen einen Topf mit Wasser zum Kochen bringen. Die Nudeln hineingeben, einmal umrühren, damit sie nicht verkleben, und 6 Minuten (oder nach Angaben des Herstellers) kochen. Abgießen und unter kaltem Wasser abschrecken. Gut abtropfen lassen.

Die Nudeln mit der zurückbehaltenen Marinade durchheben, dann Frühlingszwiebeln, Radieschen, Erbsen und Limettensaft hinzugeben. Die Spieße mit dem Nudelsalat servieren.

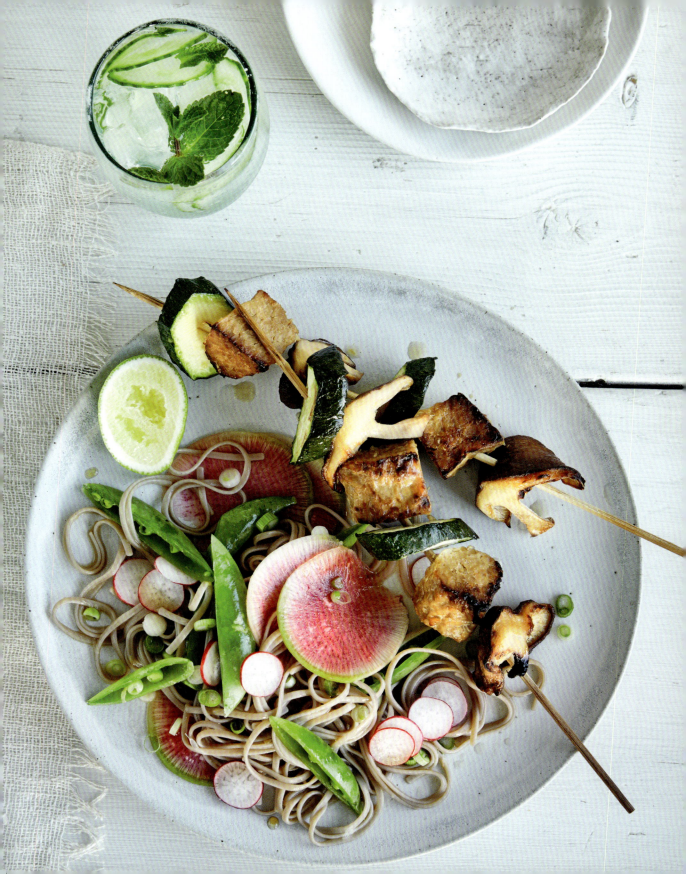

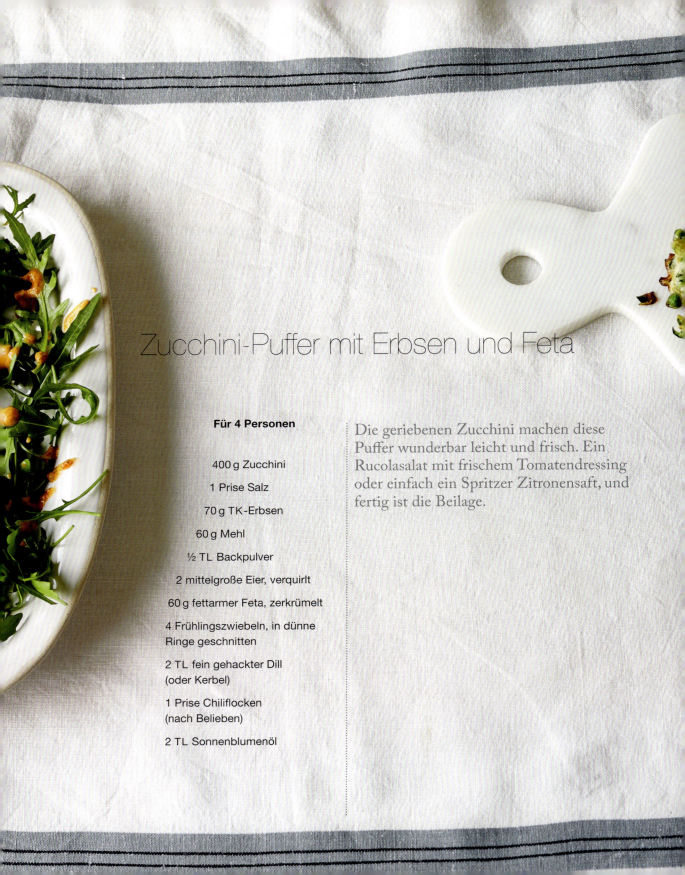

Zucchini-Puffer mit Erbsen und Feta

Für 4 Personen

400 g Zucchini

1 Prise Salz

70 g TK-Erbsen

60 g Mehl

½ TL Backpulver

2 mittelgroße Eier, verquirlt

60 g fettarmer Feta, zerkrümelt

4 Frühlingszwiebeln, in dünne Ringe geschnitten

2 TL fein gehackter Dill (oder Kerbel)

1 Prise Chiliflocken (nach Belieben)

2 TL Sonnenblumenöl

Die geriebenen Zucchini machen diese Puffer wunderbar leicht und frisch. Ein Rucolasalat mit frischem Tomatendressing oder einfach ein Spritzer Zitronensaft, und fertig ist die Beilage.

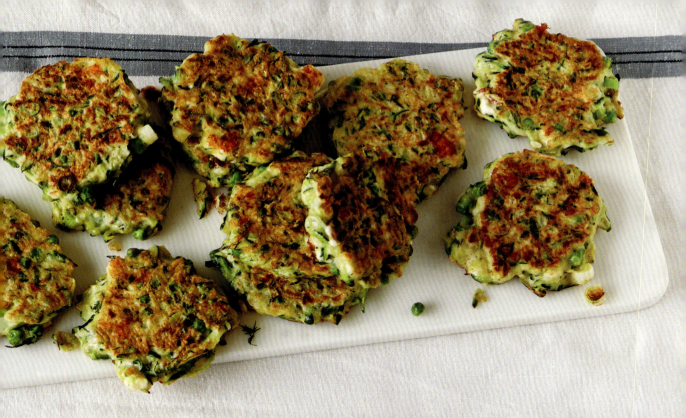

Zum Servieren

100 g Rucolablätter

1 Portion Tomaten-Kräuter-Dressing (siehe S. 81; nach Belieben)

1 Zitrone

Die Zucchini grob reiben und in ein Sieb über einer Schüssel geben. Mit einer guten Prise Salz bestreuen, gut durchheben und mehrmals fest herunterdrücken. 30 Minuten zum Abtropfen beiseitestellen, dann das überschüssige Wasser herauspressen, bis die Zucchini relativ trocken sind (das entfernt auch das Salz).

In der Zwischenzeit die Erbsen in einer kleinen hitzebeständigen Schüssel mit kochendem Wasser bedecken, 1 Minute wässern, dann abgießen und beiseitestellen.

Mehl und Backpulver in eine große Schüssel sieben und eine Mulde in die Mitte drücken. Die Eier hineingeben und nach und nach mit dem Mehl zu einem glatten Teig vermengen. Zucchini, Erbsen, Feta, Frühlingszwiebeln, Dill und Chiliflocken einrühren.

Eine große beschichtete Pfanne bei mittlerer bis starker Hitze erwärmen und 1 TL Öl hineingeben. 3 oder 4 gehäufte Esslöffel Teig mit Abstand in die Pfanne geben und mit dem Löffelrücken leicht flach drücken. 2 Minuten von jeder Seite goldgelb und knusprig backen, dann auf einem mit Küchenpapier ausgelegten Teller warm stellen. Mit dem übrigen Teig wiederholen und bei Bedarf mehr Öl in die Pfanne geben und die Temperatur nach Bedarf verändern.

Die Rucolablätter mit dem Tomatendressing anmachen und mit Zitronenspalten servieren. Alternativ den Rucola einfach mit Zitronensaft besprenkeln und servieren.

Süßkartoffel-Zuckerschoten-Curry mit gebratenem Blumenkohlreis

Für 4 Personen

1 Zitronengrasstängel

2 TL Pflanzenöl

3 EL rote Thai-Currypaste

2 Knoblauchzehen, geschält und zerdrückt

2,5 cm großes Stück Ingwer, geschält und gerieben

300 ml Möhrensaft oder salzarme Gemüsebrühe

400 ml fettarme Kokosmilch aus der Dose

600 g Süßkartoffeln, geschält und in mundgerechte Stücke geschnitten

1 mittelgroßer Blumenkohl

150 g Kirschtomaten, halbiert

1 gelbe Paprika, entkernt und grob gehackt

200 g Zuckerschoten

fein abgeriebene Schale und Saft von 1 Limette

1 Handvoll Korianderblätter, grob gehackt

Dieses milde Curry verwendet Möhrensaft anstelle von Brühe, was ihm einen Hauch von Süße und Geschmack verleiht.

Das Zitronengras mit dem Messerrücken weich klopfen, die harten äußeren Schichten abziehen und das Innere klein schneiden. 1 TL Öl bei mittlerer Hitze in einem großen Wok erhitzen und Currypaste, Knoblauch, Ingwer und Zitronengras 2 Minuten anbraten, bis alles duftet und Farbe annimmt.

Möhrensaft oder Brühe und die Kokosmilch hinzugießen und verrühren. Aufkochen, dann die Süßkartoffeln hinzugeben. Die Temperatur leicht reduzieren und 20 Minuten kochen, bis die Süßkartoffeln gar sind.

In der Zwischenzeit den Blumenkohl in Röschen teilen und im Mixer auf Reiskorngröße zerkleinern (oder grob reiben). Beiseitestellen.

Kirschtomaten und Paprika zum Curry geben und 3 Minuten köcheln lassen, dann die Zuckerschoten hinzugeben und weitere 2 Minuten kochen.

Während das Gemüse kocht, das restliche Öl bei mittlerer Hitze in einer großen Pfanne erhitzen und den »Reis« 5 Minuten braten, bis er zart ist und leicht Farbe anzunehmen beginnt. Mit Limettenschale bestreuen.

Limettensaft und Koriander über das Curry geben und mit gebratenem Blumenkohlreis servieren.

Erbsen-Kokos-Dhal mit Möhren-Koriander-Salat

Für 4 Personen

Für das Dhal

250 g gelbe Schälerbsen, gut abgespült

2 TL Pflanzenöl

1 Zwiebel, geschält und fein gehackt

3 Knoblauchzehen, geschält und zerdrückt

2,5 cm großes Stück Ingwer, geschält und gerieben

1 grüne Chilischote (ohne Kerne, wenn es weniger scharf sein soll), fein gehackt

2 TL gemahlener Kreuzkümmel

1 TL gemahlener Koriander

1 TL gemahlene Kurkuma

4 große Tomaten, grob gehackt

200 ml fettarme Kokosmilch

frisch gemahlener schwarzer Pfeffer

Für den Salat

4 mittelgroße Möhren

1 Handvoll Korianderblätter, grob gehackt

Saft von 1 Limette

Das cremige und duftende Dhal ist das ultimative gesunde Wohlfühlessen. Zusammen mit einem Möhren-Koriander-Salat ergibt es ein farbenfrohes, frisches und zutiefst befriedigendes Essen.

1 Liter Wasser in einem mittelgroßen Topf zum Kochen bringen und die Schälerbsen hineingeben. Schaum abschöpfen und den Deckel auflegen. Bei mittlerer Hitze 30 Minuten köcheln lassen, bis die Erbsen gerade gar sind. Bei Bedarf mehr Wasser nachfüllen. Vom Herd nehmen und abkühlen lassen.

In der Zwischenzeit das Öl bei mittlerer bis schwacher Hitze in einem großen Topf erwärmen und die Zwiebel 5 Minuten glasig andünsten. Knoblauch, Ingwer, Chili, Kreuzkümmel, Koriander und Kurkuma hinzugeben und unter häufigem Rühren 2 Minuten anbraten, bis die Gewürze duften.

Tomaten und Kokosmilch hinzugeben und 10–15 Minuten köchelnd andicken und reduzieren lassen.

Für den Salat die Möhren mit dem Gemüseschäler längs in lange Bänder schneiden und in eine Schüssel geben. Koriander und Limettensaft hinzugeben und gründlich durchheben.

Die Schälerbsen in die Sauce geben, durchrühren und mit Pfeffer abschmecken. Unter Rühren aufkochen, dann vom Herd nehmen.

Das Dhal mit dem Möhren-Koriander-Salat servieren.

Safran-Pilaf mit Frühlingsgemüse

Für 4 Personen

2 TL Olivenöl

1 kleine rote Zwiebel, geschält und fein gehackt

2 Lauchstangen, gewaschen und in dünne Ringe geschnitten

2 Knoblauchzehen, geschält und zerdrückt

½ TL gemahlene Kurkuma

200 g Quinoa

1 Prise Safranfäden

¾–1 l heiße Gemüsebrühe

200 g grüner Spargel

200 g Brokkoliröschen

200 g junge Erbsen

30 g getrocknete Aprikosen, grob gehackt

fein abgeriebene Schale und Saft von ½ Zitrone

2 EL Minzeblätter, grob gehackt

1 EL grob gehackter Schnittlauch

2 EL Petersilienblätter, gehackt

In diesem Pilaf finden zarte Gemüse und Quinoa mit wärmendem Safran und Kurkuma und frischen Kräutern und Zitrone zusammen – perfekt für einen Frühlingstag.

Das Olivenöl auf schwacher bis mittlerer Stufe in einem großen Topf erhitzen und Zwiebel und Lauch 5 Minuten sanft anbraten. Knoblauch und Kurkuma hinzugeben und weitere 2 Minuten braten, bis alles duftet.

Die Quinoa in den Topf geben und etwa 1 Minute rühren, um die Körner anzurösten. Den Safran in 750 ml Brühe krümeln und die Brühe in den Topf geben. Zum Köcheln bringen, dann abdecken und 8 Minuten köcheln lassen, bis die Körner fast gar sind und die Brühe größtenteils aufgenommen haben.

In der Zwischenzeit die holzigen Enden der Spargelstangen abbrechen und die Stangen in 3 cm lange Stücke schneiden. Mit dem Brokkoli in den Topf geben und durchrühren. Wenn die Mischung zu trocken wirkt, etwas mehr Brühe zugießen.

Abdecken und weitere 4 Minuten köcheln lassen, bis das Gemüse zart ist. Die Erbsen einrühren, dann den Topf vom Herd nehmen. Bei Bedarf etwas mehr Brühe dazugießen.

Aprikosen, Zitronenschale und -saft und die gehackten Kräuter einrühren und sofort servieren.

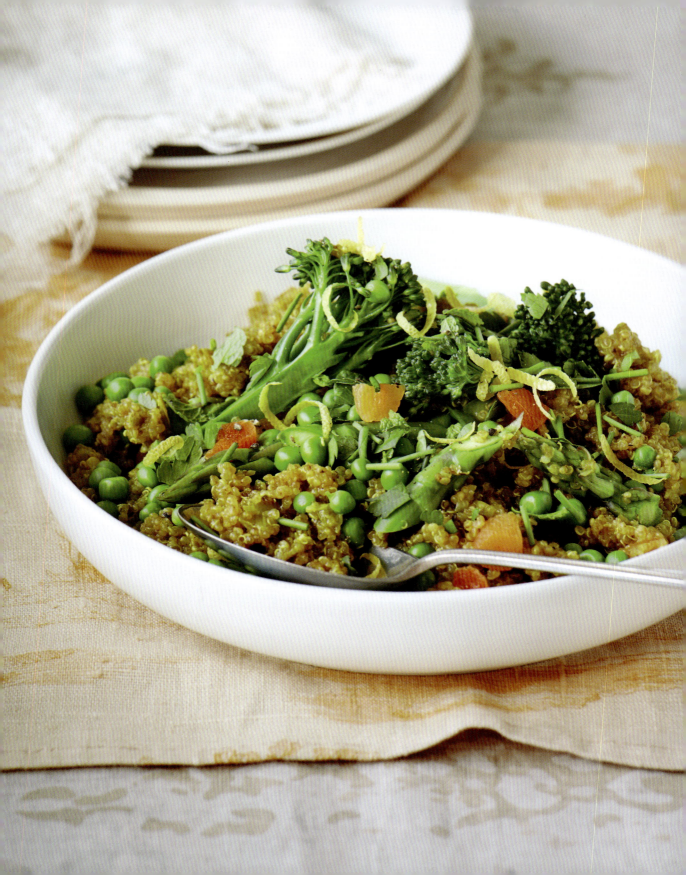

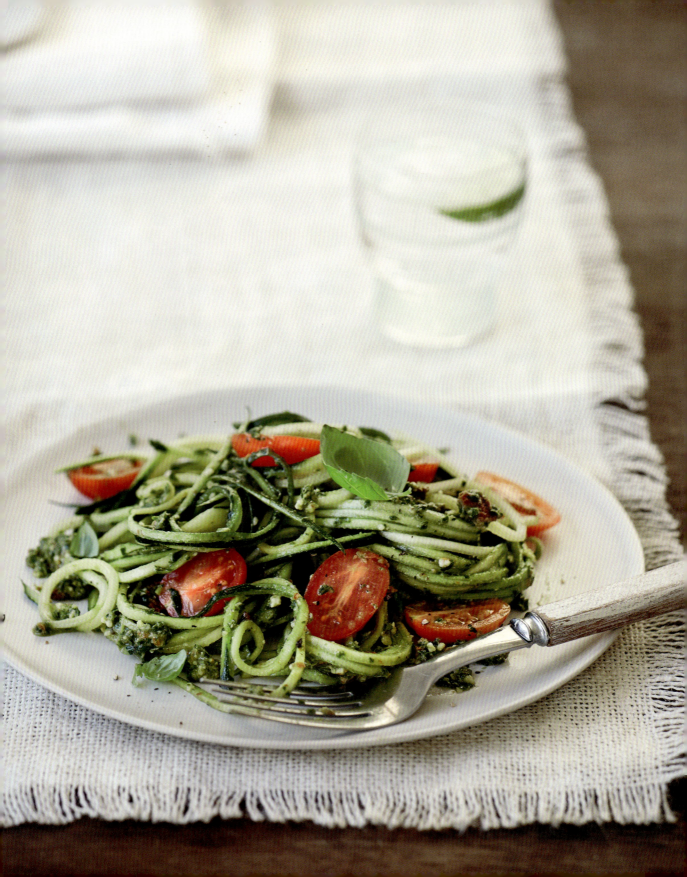

Zucchini-»Spaghetti« mit Grünkohl-Tomaten-Pesto

Für 4 Personen

4 mittelgroße Zucchini

40 g rohe Mandeln

40 g Grünkohlblätter, grob gehackt

40 g Basilikumblätter, plus Basilikum zum Servieren

8 sonnengetrocknete Tomaten (nicht in Öl), 10 Minuten in warmem Wasser eingeweicht

Saft von 1 Zitrone

1 EL Olivenöl

100 g Datteltomaten, halbiert

frisch gemahlener schwarzer Pfeffer

Zucchini-»Spaghetti« sind rohe Zucchinistreifen, die einfach fantastisch schmecken, vor allem in Kombination mit einem kräftigen Pesto. Dieses vor Nährstoffen berstende Gemüsegericht steht traditioneller Pasta geschmacklich in nichts nach.

Für die »Spaghetti« die Zucchini mit einem Julienneschneider in dünne Schnüre oder mit dem Gemüseschäler in dünne Bänder schneiden und in eine große Schüssel geben.

Die Mandeln im Mixer mit der Impulsschaltung zerkleinern. Kohl, Basilikum, abgetropfte sonnengetrocknete Tomaten und Zitronensaft hinzugeben und zu einer dickflüssigen Paste mixen. Das Olivenöl einarbeiten. Wenn das Pesto zu dickflüssig wird, 1 EL kaltes Wasser hinzugeben.

Die »Spaghetti« mit dem Pesto und den Tomaten durchheben und zum Servieren mit reichlich schwarzem Pfeffer und einigen Basilikumblättern bestreuen.

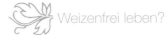 Weizenfrei leben?

Dann sind diese weizenfreien »Nudeln« das perfekte Gericht. Menschen mit Zöliakie, Weizenallergie oder Glutenunverträglichkeit haben es beim Einkauf schwer, es sei denn, sie bezahlen mehr als üblich für »glutenfreie« Alternativprodukte, die meist mehr Fett enthalten, um die geschmacklichen Veränderungen durch das fehlende Gluten auszugleichen. Gluten findet sich in vielen Produkten wie Brot, Zerealien, Pasta, Pizza und Sojasauce, um nur einige Beispiele zu nennen. Hier kann die kreative Verwendung von Gemüse eine glutenfreie Ernährung schon sehr erleichtern.

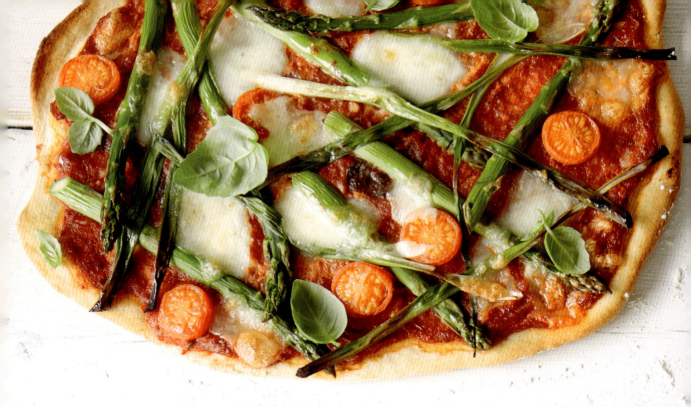

Schnelle Dinkel-Pizzen

Ergibt 2 große Pizzen (je nach Appetit für 2–4 Personen)

Für die Tomatensauce

1 TL Olivenöl

2 Schalotten, geschält und fein gehackt

2 Knoblauchzehen, geschält und zerdrückt

300 ml passierte Tomaten (Passata)

2 EL Tomatenmark

1 TL getrockneter Oregano

Diese selbst gemachten Pizzen sind in wenigen Minuten zubereitet und eignen sich damit für ein schnelles Abendessen. Dinkelmehl bietet eine leckere nussige Grundlage und der Teig geht dank des Backpulvers schneller auf als mit Hefe.

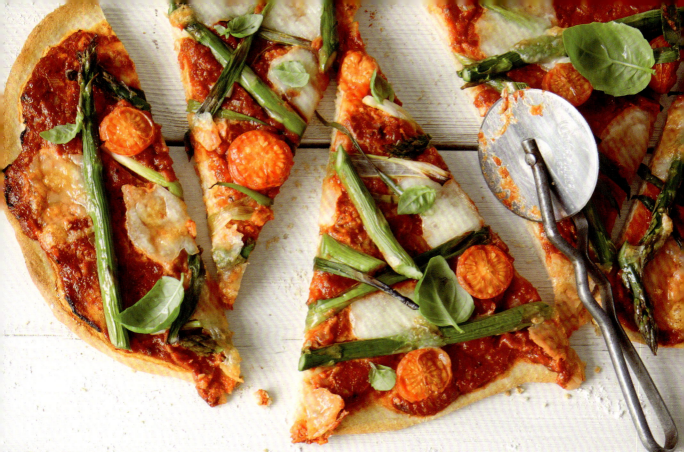

Für die Böden

250 g Vollkorndinkelmehl, plus Mehl zum Bestäuben

1 EL Backpulver

1 Prise Salz

2 TL Olivenöl

120–150 ml warmes Wasser

Für den Belag

200 g grüner Spargel

6 Frühlingszwiebeln, längs halbiert

100 g Kirschtomaten, halbiert

120 g Mozzarella, klein gezupft

1 Handvoll Basilikumblätter

Den Backofen auf 220 °C vorheizen.

Für die Tomatensauce das Olivenöl in einer großen Pfanne erhitzen und die Schalotten 2–3 Minuten glasig andünsten, den Knoblauch hinzugeben und 1 weitere Minute dünsten, bis er duftet und goldgelb ist. Passata, Tomatenmark und Oregano einrühren und aufkochen. 5 Minuten köcheln lassen, bis die Sauce dickflüssig ist. Zum Abkühlen beiseitestellen.

Für den Pizzateig Mehl, Backpulver und Salz in eine Schüssel sieben und eine Mulde in die Mitte drücken. Olivenöl und 120 ml Wasser hineingeben und schnell zu einem relativ festen Teig vermengen. Wenn er zu trocken wird, 1–2 EL Wasser einarbeiten. Den Teig halbieren.

Zwei 35 × 25 cm große Bleche leicht bemehlen. Ein Teigstück in die Mitte jedes Blechs legen und bis an den Rand ausrollen.

Die holzigen Spargelenden abbrechen und die Stangen halbieren. Die Tomatensauce bis auf einen 1 cm breiten Rand auf den Pizzaböden verstreichen. Frühlingszwiebeln, Spargel, Tomaten und Mozzarella verteilen und 8–10 Minuten backen, bis die Böden knusprig und aufgegangen sind und der Käse zerlaufen ist. Mit Basilikumblättern bestreuen und servieren.

Pochiertes Ei auf Zatar-Grünkohl mit Mandelhummus

Für 2 Personen

Für das Mandelhummus

75 g rohe Mandeln, über Nacht im Kühlschrank in Wasser eingeweicht

1 EL Tahine

1 TL Olivenöl

1 kleine Knoblauchzehe, geschält

¼ TL gemahlener Kreuzkümmel

Saft von 1 Zitrone

2–4 EL Wasser

Für die Eier

2 sehr frische große Eier, gekühlt

Für den Grünkohl

¼ TL getrockneter Thymian

½ TL gemahlener Sumach

1 TL Sesamsamen

200 g Grünkohlblätter, grob gehackt

4 sonnengetrocknete Tomaten (nicht in Öl), 10 Minuten in warmem Wasser eingeweicht, abgetropft und fein gehackt

1 Spritzer Zitronensaft

frisch gemahlener schwarzer Pfeffer

Dieses nahöstlich inspirierte Gericht ist eine schöne und köstliche Mahlzeit für jede Tageszeit. Das Hummus kann man im Voraus zubereiten und bis zu 3 Tage im Kühlschrank aufbewahren. Am besten machen Sie die doppelte Menge und genießen den Rest als Snack.

Für das Hummus die Mandeln abtropfen und mit Tahine, Olivenöl, Knoblauch und Kreuzkümmel im Mixer zu einer groben Paste mixen. Die Hälfte des Zitronensafts und 2 EL Wasser hinzugeben und glatt mixen. Das Hummus probieren und nach Geschmack mehr Zitronensaft einrühren. Wenn es noch zu dickflüssig ist, kann man es mit 1–2 EL Wasser weiter verdünnen. In eine Schüssel füllen und bis zum Servieren abgedeckt kalt stellen.

Für die Eier eine beschichtete Pfanne 4 cm hoch mit Wasser füllen und zum Köcheln bringen. Die Eier in kleine Schalen oder Ramequin-Förmchen aufschlagen und nacheinander ins Wasser gleiten lassen. 3 Minuten sanft köcheln lassen, dann mit einem Schaumlöffel zum Abtropfen auf Küchenpapier setzen.

In der Zwischenzeit eine große Pfanne auf mittlerer Stufe trocken erhitzen und Thymian, Sumach und Sesamsamen etwa 1 Minute goldgelb und duftend rösten. Den Kohl mit einem Spritzer Wasser hinzugeben und 1 Minute in der Pfanne zusammenfallen lassen. Vom Herd nehmen und sonnengetrocknete Tomaten und Zitronensaft einrühren.

Auf jeder Portion Grünkohl ein pochiertes Ei anrichten, mit schwarzem Pfeffer bestreuen und mit einem Schlag Hummus servieren.

Gebackener Blumenkohl mit Mandeln

Für 4 Personen

1 großer Blumenkohl

2 TL Olivenöl

2 Knoblauchzehen, geschält und zerdrückt

1 TL gemahlener Kreuzkümmel

1 TL geräuchertes Paprikapulver

40 g rohe Mandeln, grob gehackt

Saft von 1 Limette

1 kleine Handvoll Korianderblätter, grob gehackt

Wenn Sie bisher noch nie Blumenkohl gebacken haben, werden Sie staunen. Ein leichtes Röstaroma bringt die süße Nussnote der Röschen voll zur Geltung, während die Gewürze und die Mandeln für wohltuende Wärme sorgen. Dieses Gericht ist eine schöne Beilage, wird aber mit Kräuter-Quinoa und gedämpftem Gemüse oder einem schlichten Salat zu einer vollen Mahlzeit.

Den Backofen auf 200 °C vorheizen.

Den Blumenkohl senkrecht halbieren und die Hälften in 1 cm dicke Scheiben schneiden. In einer großen Schüssel mit Olivenöl, Knoblauch, Kreuzkümmel und Paprikapulver durchheben, um die Scheiben rundum zu überziehen.

Den Blumenkohl in einer Lage auf ein Backblech oder in einen Bräter legen und 10 Minuten backen.

Aus dem Ofen nehmen, die Scheiben wenden und mit den gehackten Mandeln bestreuen. Weitere 10 Minuten backen, bis der Blumenkohl am Rand Farbe annimmt und gar ist. Zum Servieren mit Zitronensaft beträufeln und mit Koriander bestreuen.

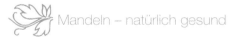 Mandeln – natürlich gesund

Nüsse und Samen liefern eine machtvolle Mischung aus sekundären Pflanzenstoffen, ungesättigten Fettsäuren, löslichen Faserstoffen und antioxidativen Vitaminen, die Blutzucker- und Cholesterinspiegel senken können. Sie sind zwar energiereich, aber man isst meist nicht so viel davon, dass man davon zunehmen würde. Wie es bei den meisten Lebensmitteln der Fall ist, sind naturbelassene Mandeln (ungeröstet und ungesalzen) in ihrer Schale ernährungstechnisch am besten, denn viele ihrer Nährstoffe sitzen konzentriert in oder dicht unter der Schale.

Gemüsepfanne mit Okra, Aubergine und Tomaten

Für 4 Personen

2 mittelgroße Auberginen

250 g Okraschoten

2 TL Olivenöl

2 dicke Knoblauchzehen, geschält und dünn geschnitten

1 ½ EL Tomatenmark

200 g Kirschtomaten, halbiert

3 TL salzarme Sojasauce

80 g junge Spinatblätter

Limettenspalten zum Servieren

Hier werden Okra und Aubergine mit Tomaten und Sojasauce knusprig gebraten und entfalten dabei einen vollen, herzhaften Umami-Geschmack. Das Gericht ist eine schöne Beilage, die mit braunem Reis auch ein Hauptgericht abgibt.

Die Auberginen längs halbieren, dann quer in 1 cm dicke Scheiben schneiden. Die Stielenden der Okraschoten abschneiden und die Schoten längs halbieren.

Die Hälfte des Öls bei mittlerer bis starker Hitze in einer großen beschichteten Pfanne erhitzen, dann die Auberginenscheiben 1–2 Minuten von jeder Seite braten, bis sie gut gebräunt sind (eventuell in zwei Portionen arbeiten, um die Pfanne nicht zu überfüllen). Aus der Pfanne heben und beiseitestellen.

Die Okraschoten im restlichen Öl auf die gleiche Weise 1–2 Minuten von jeder Seite braten. Den Knoblauch in die Pfanne geben und 1 Minute braten.

Die Auberginen mit Tomatenmark, Kirschtomaten und Sojasauce wieder in die Pfanne geben. 1–2 Minuten wenden, bis die Tomaten zerfallen. Den Spinat hinzugeben, kurz durchrühren und dann vom Herd nehmen.

Das Gemüse auf vorgewärmte tiefe Teller verteilen und sofort mit Limettenspalten servieren.

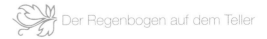 Der Regenbogen auf dem Teller

Jede Portion, die wir essen, sollte zu mindestens 50 % aus Obst oder Gemüse bestehen. Wenn wir dabei auf eine möglichst bunte Mischung achten, erhöhen wir nicht nur die Vielfalt unserer Ernährung, sondern erhalten auch deutlich mehr Nährstoffe.

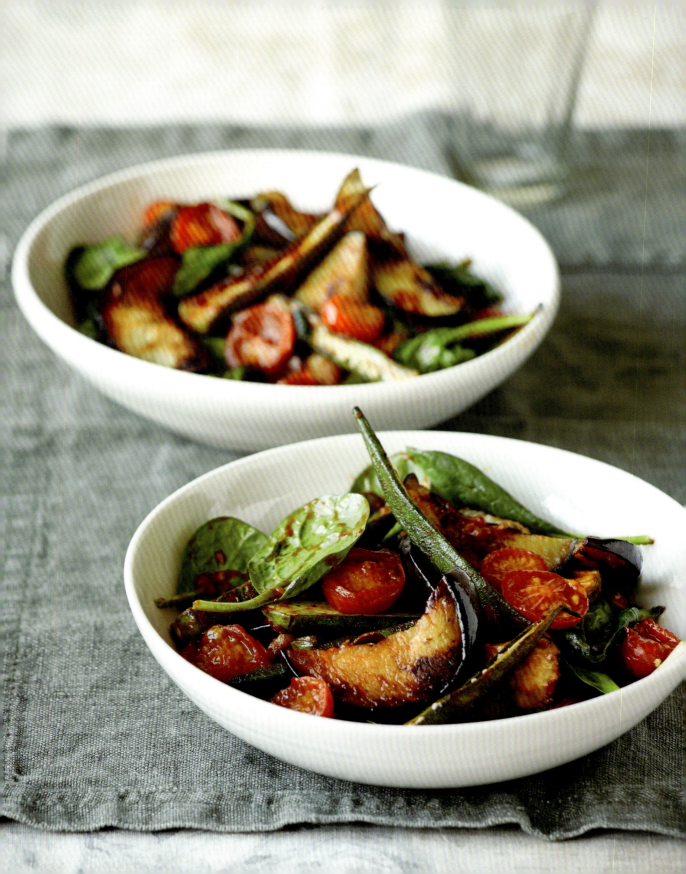

Geschmorter Chicorée und Fenchel

Für 4 Personen

4 Chicorée

2 kleine Fenchelknollen

2 TL Olivenöl

2 Knoblauchzehen, geschält und zerdrückt

150 ml salzarme Hühnerbrühe

2 TL Thymianblätter, grob gehackt

Saft von ½ Zitrone

2 EL gehackte Petersilie

frisch gemahlener schwarzer Pfeffer

Dieses schlichte und leckere Gericht ist eine wunderbare vegetarische Beilage, die mit einem robusten Salat wie dem Spargel-Bohnen-Salat auf S. 67 zu einem schönen Hauptgericht wird.

Alle unschönen äußeren Blätter vom Chicorée entfernen und die Knollen längs halbieren. Feste äußere Blätter des Fenchels entfernen und die Knollen längs in Spalten schneiden.

Das Olivenöl bei mittlerer Hitze in einem Topf oder einer großen Pfanne erhitzen, dann Fenchel und Chicorée 1–2 Minuten von jeder Seite goldgelb braten (eventuell in zwei Portionen arbeiten, um die Pfanne nicht zu überfüllen). Den Knoblauch hinzugeben und eine weitere Minute dünsten, bis er duftet.

Fenchel und Chicorée wieder in die Pfanne geben (beim Braten in zwei Gängen) und die Brühe hinzugießen. Mit Thymian und ein wenig Pfeffer bestreuen. Zum Köcheln bringen, die Temperatur reduzieren und unter gelegentlichem Rühren 20–25 Minuten schmoren, bis das Gemüse an den Rändern von selbst zerfällt, aber in der Mitte noch Biss hat.

Mit Zitronensaft beträufeln, mit der gehackten Petersilie bestreuen und sofort servieren.

Fünfmal *Blattgemüse*

Wenn wir mehr farbenfrohes, kalorienarmes Gemüse essen, reduzieren wir das Risiko von Magen-, Brust- und Hautkrebs und tun auch noch etwas Gutes für die Gesundheit von Herz und Knochen. Es gibt so viele interessante Dinge jenseits von gedämpftem Spinat und gekochtem Kohl zu entdecken. Hier sind fünf Rezepte für den einfachen Start.

Japanischer Mangold
4–6 Portionen.
200 g Mangold mit den Stielen grob hacken. 3 Minuten blanchieren, abtropfen und in eiskaltem Wasser abschrecken. Erneut abtropfen und mit 3 TL salzarmer Sojasauce durchheben. Mit zerkrümeltem Nori-Tang bestreuen und als Snack servieren.

Gebackener Grünkohl mit Parmesan
3–4 Portionen.
200 g Grünkohl ohne die festen Strünke grob hacken. Mit 1 TL Olivenöl und 20 g frisch geriebenem Parmesan durchheben und auf einem Backblech ausbreiten. 20–25 Minuten bei 140 °C knusprig backen.

Schnelle Frühlingssuppe
4 Portionen.
1 l salzarme Gemüsebrühe in einem Topf zum Kochen bringen. 200 g fein gehackten Frühkohl, 100 g TK-Erbsen und 100 g Brunnenkresse hinzugeben und 1 Minute kochen. Zum Servieren mit 20 g geriebenem Parmesan, einem Spritzer Zitronensaft und schwarzem Pfeffer garnieren.

Spinat mit Knoblauch, Zitrone und Walnüssen
4 Portionen.
1 TL Olivenöl in einer großen Pfanne erhitzen und 2 zerdrückte Knoblauchzehen, fein abgeriebene Schale von 1 Zitrone und 20 g gehackte Walnusskerne hineingeben. 2 Minuten braten, dann 200 g jungen Spinat hinzugeben und 1 Minute zusammenfallen lassen.

Gebratener Wirsing mit Mandeln
4 Portionen.
2 EL Olivenöl in einer großen Pfanne erhitzen, dann 1 TL Kümmel und 1 gehobelten kleinen Wirsing hineingeben. 2 Minuten braten, dann 3 EL Wasser hinzugeben und 3–4 Minuten gar dämpfen. Zum Servieren mit 20 g grob gehackten rohen Mandeln bestreuen.

Süßes und Desserts

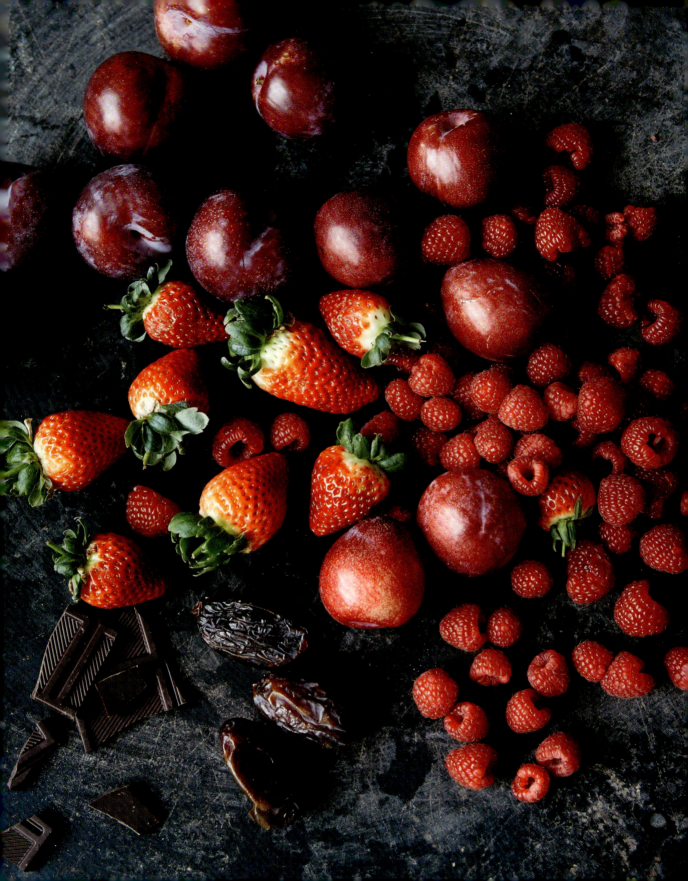

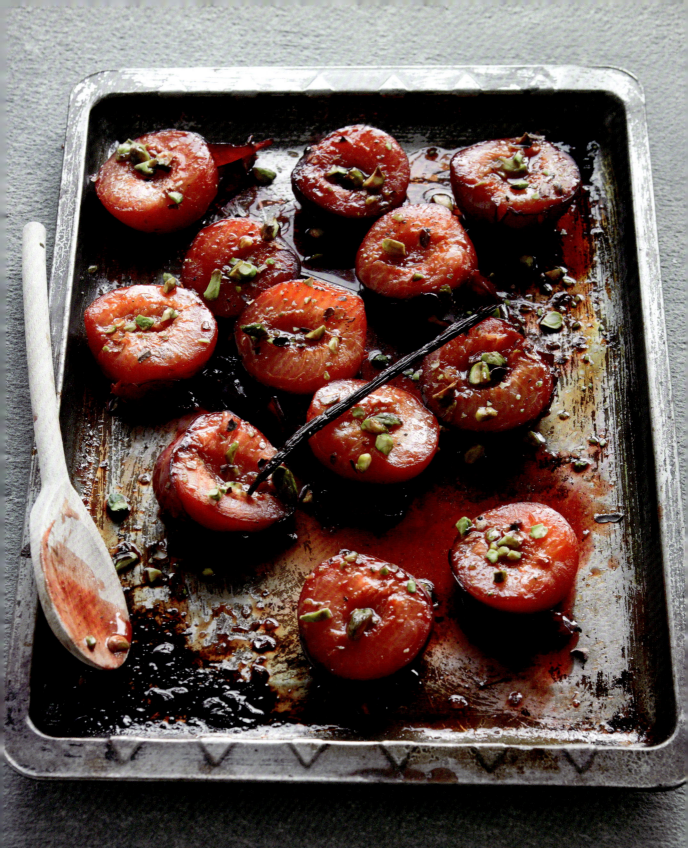

Gebackene Pflaumen mit Pistazien

Für 4 Personen

6 reife Pflaumen, halbiert und entsteint

1 Vanilleschote, längs halbiert und Mark ausgekratzt

Saft von 2 Orangen

2 TL Ahornsirup

3 EL Wasser

30 g Pistazien, grob gehackt

Das Backen bringt die natürliche Süße der Pflaumen noch besser zur Geltung. Orangensaft und Vanille verbinden sich zu einem köstlichen Sirup, der dies noch zusätzlich unterstreicht, und die Pistazien sorgen für köstlich nussigen Biss.

Den Backofen auf 180 °C vorheizen.

Die Pflaumen mit den Schnittflächen nach oben nebeneinander in eine Auflaufschale legen.

Vanillemark, Orangensaft, Ahornsirup und Wasser gründlich miteinander verquirlen.

Den Sirup über die Pflaumen gießen, die Vanillestange darauflegen und mit Pistazien bestreuen. Im Backofen 25–30 Minuten backen, bis die Pflaumen weich und saftig sind. Warm mit einem Löffel Naturjoghurt servieren.

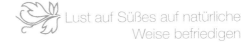

Lust auf Süßes auf natürliche Weise befriedigen

Reife Früchte haben eine natürliche Süße und bieten eine Vielfalt wichtiger Nährstoffe. Aus evolutionärer Sicht sind wir also darauf programmiert, sie gerne zu essen – und davon zu profitieren. Desserts voller nährstoffreicher Süße, die keiner fetten Sahne oder kalorienschwerer Sauce als Ergänzung bedürfen, sind Teil einer gesunden Ernährung.

Birnen-Brombeer-Crumble mit Hafer-Mandel-Streusel

Für 4–6 Personen

Für die Füllung

800 g reife Birnen

400 g Brombeeren

40 g Sultaninen, sehr grob gehackt

Saft von ½ Zitrone

2 TL Ahornsirup

Für die Streusel

50 g rohe Mandeln

100 g Haferflocken

1 TL Zimt

2 TL Ahornsirup

2 TL Sonnenblumenöl

Dies ist eine leichtere Version eines traditionellen englischen Crumble. Reife Birnen und Brombeeren brauchen kaum zusätzliche Süße und die Hafer-Mandel-Streusel liefern auf gesunde Weise die knusprige Note.

Den Backofen auf 200 °C vorheizen.

Für die Füllung die Birnen schälen, entkernen und grob hacken. Mit Brombeeren, Sultaninen, Zitronensaft und Ahornsirup in einen mittelgroßen Topf geben und bei schwacher bis mittlerer Hitze unter gelegentlichem Rühren 5 Minuten kochen, bis die Früchte weich werden.

In eine nicht zu hohe 1,5-l-Auflaufschale geben und beiseitestellen. Die Streusel vorbereiten.

Die Mandeln im Mixer mit der Intervallschaltung krümelig zerkleinern. Haferflocken, Zimt, Ahornsirup und Öl hinzugeben und mit der Intervallschaltung weiter vermengen, bis kleine Streusel entstehen.

Die Streusel gleichmäßig auf den Früchten verteilen und 20 Minuten backen, bis die Streusel goldbraun sind und die Füllung am Rand blubbernd kocht. Die Streusel während des Backens im Auge behalten: Werden sie zu dunkel, den Crumble für die restliche Backzeit lose mit Alufolie abdecken.

Warm mit einem Löffel Naturjoghurt oder fettarmer Crème fraîche servieren.

Bratapfel mit Zimt, Feigen und Rosinen

Für 4 Personen

4 Dessertäpfel wie etwa Braeburn

Saft von ½ Zitrone

50 g Rosinen

50 g getrocknete Feigen, fein gehackt

1 TL Ahornsirup

1 TL Zimt

1 TL Butter

4 EL Wasser

Dieses klassische Herbst- und Winterdessert schmeckt warm aus dem Ofen, aber auch kalt mit etwas Naturjoghurt. Es ist einfach zuzubereiten und damit die perfekte Art, die Apfelernte zu genießen.

Den Backofen auf 180 °C vorheizen.

Die Kerngehäuse der Äpfel mit dem Kernausstecher entfernen und die Äpfel rundum einmal flach einschneiden, damit die Haut beim Backen nicht aufplatzt.

Die Äpfel in eine hohe Auflaufschale stellen und mit Zitronensaft beträufeln. Rosinen, Feigen, Ahornsirup und Zimt in einer kleinen Schüssel vermengen und in die Äpfel füllen. Einen Stich Butter auf jeden Apfel setzen und das Wasser auf den Boden der Auflaufform geben.

Die Auflaufform mit Alufolie abdecken und die Äpfel 15 Minuten backen, dann die Folie entfernen und weitere 10 Minuten backen, bis die Äpfel weich sind und der ausgetretene Saft sirupartig ist. Warm mit einem Löffel Naturjoghurt servieren.

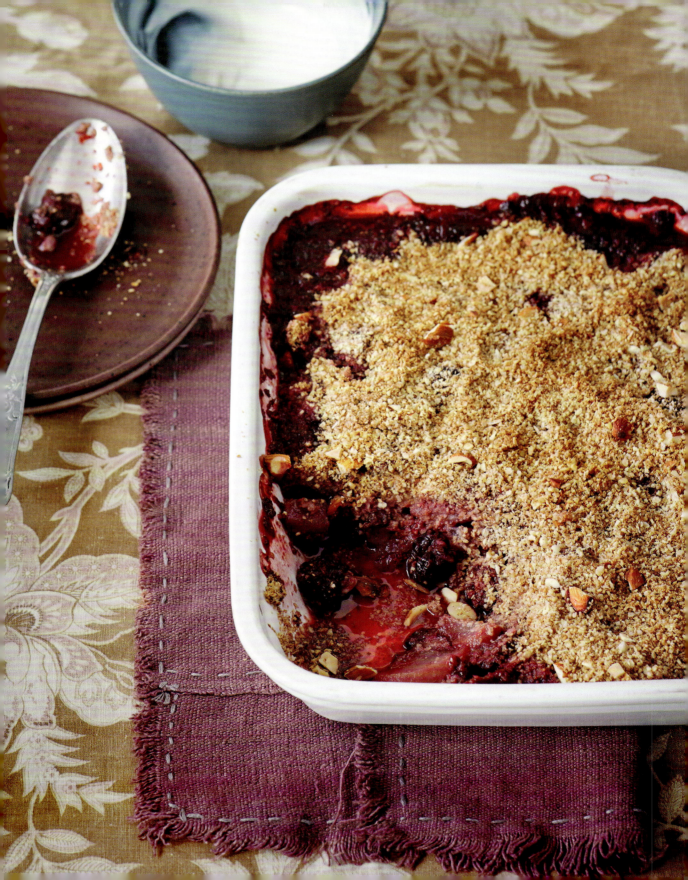

Ananas-Carpaccio mit Sternanis

Für 4–6 Personen

2 EL Ahornsirup

1 Sternanis

fein abgeriebene Schale und Saft von 1 Limette

2 EL Wasser

1 große reife Ananas

2 EL Minzeblätter, grob gehackt

Dieses einfache, appetitliche Dessert ist genau das Richtige für einen warmen Sommerabend. Das Aroma von Sternanis verleiht der Ananas eine verlockend warme Gewürznote.

Ahornsirup, Sternanis, Limettensaft und Wasser bei mittlerer Hitze in einem Topf erhitzen. 5–10 Minuten köcheln lassen, bis ein heller Sirup entsteht. Vom Herd nehmen und den Sternanis wegwerfen. Den Sirup abkühlen lassen.

Die Ananas auf das Schneidebrett legen und oberes und unteres Ende abschneiden. Die Ananas hinstellen und die Schale rundum von oben nach unten abschneiden. Alle verbliebenen braunen »Augen« entfernen.

Die Ananas hinlegen und in möglichst hauchdünne Scheiben schneiden. Die Scheiben auf einer Servierplatte anrichten und mit dem Sirup beträufeln. Mit der Zitronenschale und den Minzeblättern bestreuen und servieren.

An einem sehr heißen Tag kann man die Ananasscheiben auch auf einem Bett aus zerstoßenem Eis anrichten.

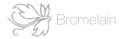 Bromelain

Von diesem in Ananas natürlich vorkommenden Enzym vermutet man, dass es Nebenwirkungen der Chemotherapie wie Entzündungen und Durchfall lindern helfen kann. Wie in vielen Ernährungsfragen ist auch hier die Wirksamkeit noch nicht schlüssig nachgewiesen. Laut vielen Patientenberichten hilft der Verzehr von Ananas aber, Gelenk- und Magen-Darm-Beschwerden infolge einer Chemotherapie zu lindern.

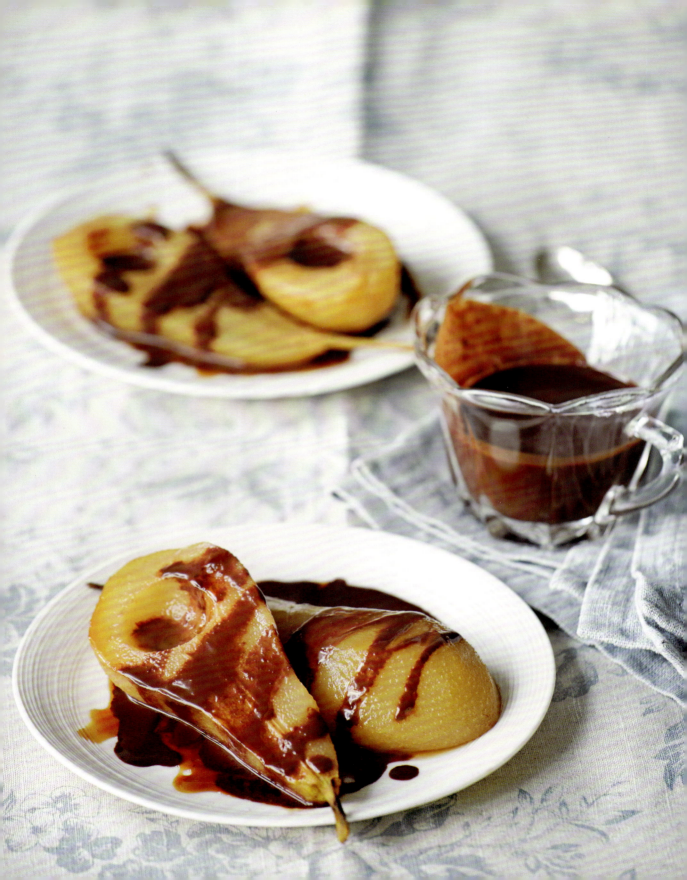

Pochierte Tee-Birnen mit warmer Schokoladensauce

Für 4 Personen

Für die Tee-Birnen

3 Beutel Earl-Grey-Tee

700 ml kochendes Wasser

4 reife Birnen

Saft von ½ Zitrone

2 EL klarer Honig

Für die Schokoladensauce

80 g Zartbitterschokolade (mindestens 70 % Kakaogehalt)

1 TL Vanilleextrakt

6 EL Mandelmilch

Durch das Pochieren in Tee statt der üblichen Wein-Zucker-Mischung werden die Birnen zart und aromatisch. Im Zusammenspiel mit einer köstlichen Schokoladensauce sind sie ein verführerisches Wohlfühldessert.

Die Teebeutel mit dem kochenden Wasser übergießen und 3 Minuten ziehen lassen. Die Beutel herausnehmen und den Tee auf die Seite stellen.

Die Birnen schälen und vom Boden aus mit einem Teelöffel oder einem Kernausstecher vorsichtig das Kerngehäuse entfernen.

Die Birnen in einen Topf stellen, in dem sie nicht umfallen können, und mit Zitronensaft und Honig beträufeln. Den Tee darübergießen und bei schwacher bis mittlerer Hitze zum Köcheln bringen. Rund 25 Minuten sanft köcheln lassen, bis die Birnen weich und gar sind. Falls nötig, die Temperatur zwischendurch anpassen.

Die Birnen mit einem Schaumlöffel vorsichtig herausheben, halbieren, in eine Schüssel setzen und warm stellen.

Den Topf bei starker Hitze wieder auf den Herd stellen und die Flüssigkeit 5–10 Minuten zu Sirup einkochen. Beiseitestellen.

Die Schokolade für die Sauce hacken und in eine hitzebeständige Schale geben. Über einen Topf mit kochendem Wasser stellen, ohne dass die Schale das Wasser berührt. Die Schokolade unter gelegentlichem Rühren schmelzen, dann die Schale sofort aus dem Wasserdampf nehmen. Die Schokolade mit Vanilleextrakt und Mandelmilch zu einer dickflüssigen Sauce verrühren.

Pro Person zwei Birnenhälften auf einen Teller setzen und mit dem Teesirup und der warmen Schokoladensauce beträufelt servieren.

Mousse au Chocolat mit Himbeeren

Für 4 Personen

100 g Zartbitterschokolade (mindestens 70 % Kakaogehalt)

100 ml Kokosmilch

1 sehr reife Avocado

4 entsteinte Medjoul-Datteln, grob gehackt

1 TL Vanilleextrakt

200 g Himbeeren

Dies ist eine leichtere Variante der köstlichen Schokoladenmousse und ideal für alle, die sich gesund verwöhnen möchten. Die cremige Avocado sorgt für die perfekte Konsistenz und die Datteln liefern das süße Gegengewicht zu den säuerlichen Himbeeren.

Die Schokolade fein hacken und in eine hitzebeständige Schüssel geben. Über einen Topf mit kochendem Wasser stellen, ohne dass die Schüssel das Wasser berührt. Die Schokolade unter gelegentlichem Rühren schmelzen lassen.

Sobald die Schokolade geschmolzen ist, die Schale aus dem Wasserdampf nehmen und 10 Minuten abkühlen lassen.

In der Zwischenzeit die Avocado halbieren, entsteinen, das Fruchtfleisch mit dem Löffel herauslösen und in den Mixer geben. Mit den Datteln 2–3 Minuten zu einer Creme pürieren. Zwischendurch die Seiten des Mixers mehrfach sauber schaben.

Die abgekühlte Schokolade mit dem Vanilleextrakt in den Mixer geben und einige Minuten glatt mixen. Die Mousse auf vier Dessertschalen verteilen und entweder sofort servieren oder bis zum Servieren einige Stunden im Kühlschrank kalt stellen.

Kurz vor dem Servieren die Himbeeren in einer Schüssel mit dem Gabelrücken leicht zerdrücken und die Mousse damit dekorieren.

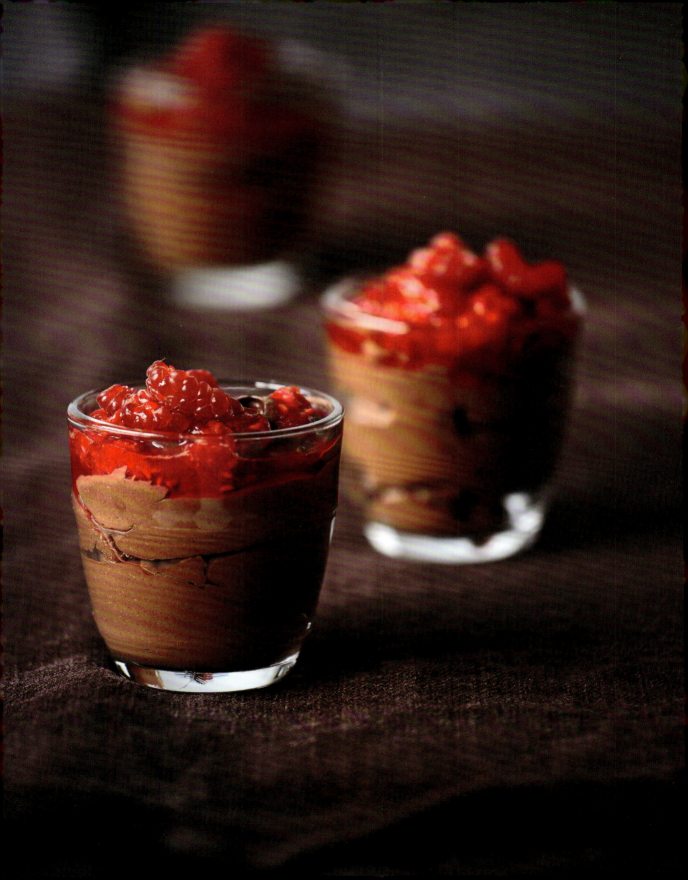

Bananen-Beeren-Eis

Für 4 Personen

2 große reife Bananen

150 g gemischte Beeren wie Erdbeeren, Himbeeren und Heidelbeeren

Für diese schnelle Eiscreme benötigen Sie nur tiefgekühlte Früchte und eine Küchenmaschine oder einen Mixer und Sie haben in Minuten ein köstliches Dessert.

Die Bananen in 2 cm dicke Scheiben schneiden und mit Abstand auf ein mit Backpapier ausgelegtes Backblech legen.

Die Erdbeeren putzen und alle Beeren in einen Tiefkühlbehälter geben. Bananen und Beeren mindestens 6 Stunden einfrieren.

Bananenscheiben und Beeren gefroren in die Küchenmaschine oder den Mixer geben und 3–5 Minuten zerkleinern. Zwischendurch mehrfach die Seiten der Küchenmaschine sauber schaben. Mixen, bis eine geschmeidige Eiscreme entsteht, und sofort servieren.

Mango-Kokos-Limetten-Eis

Für 4 Personen

1 große reife Mango

200 ml Kokosmilch

fein abgeriebene Schale und Saft von 1 Limette

Diese Eiscreme ist in wenigen Momenten aus gefrorener Mango und Kokosmilch zubereitet. Da die Süße allein aus der Mango kommt, sollten Sie darauf achten, dass sie auch wirklich reif ist.

Die Mango schälen, das Fruchtfleisch vom Stein lösen, in etwa 2 cm große Stücke schneiden und in einem Gefrierbehälter mindestens 6 Stunden einfrieren.

Die Kokosmilch in Eiswürfelbehälter füllen und 2–3 Stunden einfrieren, bis die Eiswürfel durchgefroren sind.

Die gefrorene Mango und die Kokosmilch-Eiswürfel mit Limettenschale und -saft in der Küchenmaschine oder im Mixer 5 Minuten zerkleinern, bis ein cremiges Eis entsteht. Zwischendurch die Seiten der Küchenmaschine mehrfach sauber schaben. Sofort servieren.

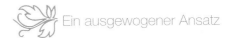

Ein ausgewogener Ansatz

Maßhalten und Ausgewogenheit sind die Schlüssel jeder gesunden Ernährung. Auf bestimmte Lebensmittel völlig zu verzichten, weil sie »schlecht« für uns sind, kann da kontraproduktiv sein. Eiscremes und Sorbets können Teil einer ausgewogenen Ernährung sein, wenn man sie aus Obst und anderen nährstoffreichen Zutaten selber macht. Für ein wenig Biss serviert man dazu statt Eiswaffeln oder fetthaltigen Plätzchen einfach frisches Obst.

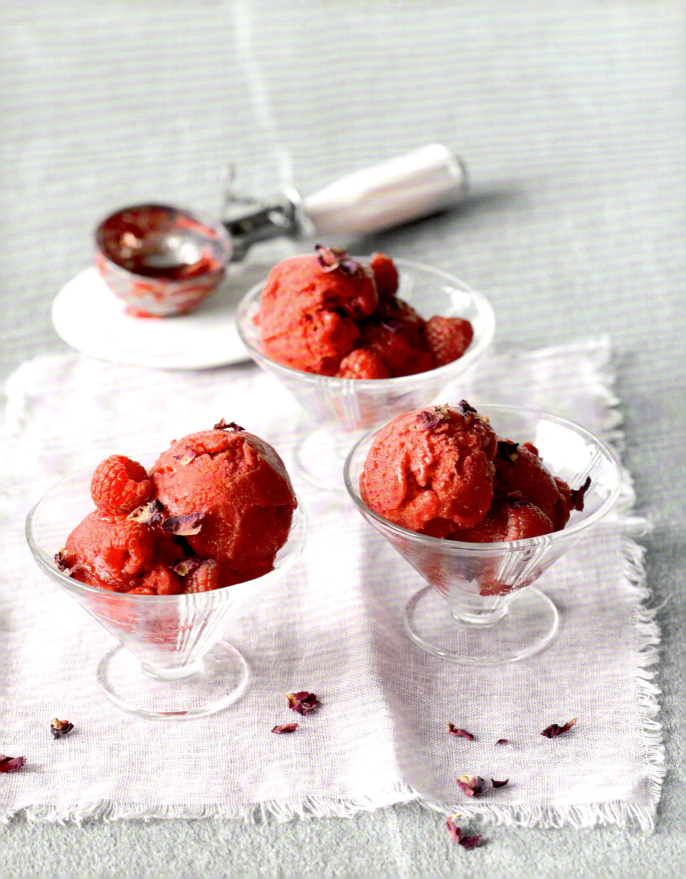

Beerensorbet mit Rosenwasser

Für 4 Personen

250 g Erdbeeren, geputzt

250 g Himbeeren

¼ TL Rosenwasser

2 TL Ahornsirup

2 EL Wasser (falls nötig)

Das feine, blumige Aroma des Rosenwassers ist in diesem erfrischenden Sorbet die perfekte Ergänzung zu den himmlisch süßen Beeren.

150 g Erdbeeren halbieren und zusammen mit den Himbeeren in einem Gefrierbehälter mindestens 6 Stunden einfrieren.

Das gefrorene Obst mit den frischen Erdbeeren, Rosenwasser und Ahornsirup in die Küchenmaschine oder den Mixer geben und 5 Minuten zerkleinern, bis ein geschmeidiges Sorbet entsteht. Zwischendurch mehrfach die Seiten der Maschine sauber schaben.

Wenn das Eis nach 5 Minuten mixen immer noch sehr fest erscheint, 2 EL Wasser hinzugeben und weiter mixen. Dann sofort servieren.

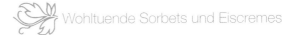

Wohltuende Sorbets und Eiscremes

Empfindliche Gaumen und ein entzündeter Mund sind häufige Nebenerscheinungen der Krebstherapie. Da der Körper in dieser Zeit genug damit zu tun hat, den Krebs zu bekämpfen, muss man auf lokale Infektionen besonders achtgeben. Kühlende Speisen wie Eis und Sorbet sind dann eine wohltuende und erholsame Abwechslung. Mit selbst zubereitetem weichem Eis und Smoothies können Sie Ihrem Körper auf leckere Weise viele Nährstoffe aus frischem Obst zuführen. Achten Sie nur darauf, die Dinge wegzulassen, die dem Mund wehtun.

Kübis-Pie-Schnitten

Ergibt 16 Stücke

Für den Belag

1 großer Butternut-Kürbis

100 ml Ahornsirup

150 ml Kokosmilch

3 große Eier, verquirlt

2 TL Vanilleextrakt

1 TL gemahlener Zimt

¼ TL gemahlene Muskatnuss

Für den Boden

100 g Pekannusshälften

75 g gemahlene Mandeln

25 g Haferflocken

2 Medjoul-Datteln, entsteint und grob gehackt

1 großes Ei, verquirlt

Dieser leckere Blechkuchen bietet Ihnen all die wärmenden Aromen des traditionellen Pumpkin-Pie, aber in kleinen Stückchen. Die abgekühlten Schnitten halten sich im Kühlschrank 2–3 Tage.

Den Backofen auf 200 °C vorheizen.

Den Kürbis halbieren, die Kerne herauskratzen und beide Hälften in Alufolie einschlagen. Auf ein Backblech legen und im Backofen 1–1½ Stunden ganz durchgaren. Aus dem Ofen nehmen, die Folie öffnen und auskühlen lassen.

Die Ofentemperatur auf 180 °C reduzieren. Eine 23 cm große quadratische Backform einfetten und mit Backpapier auslegen.

Während der Kürbis auskühlt, den Boden vorbereiten. Die Pekannüsse in der Küchenmaschine 2–3 Minuten zerkleinern, bis die Krümel zu Streuseln verklumpen. Die restlichen Zutaten hinzugeben und zu einem recht klebrigen Teig vermengen.

Den Teig mit feuchten Händen gleichmäßig auf dem Boden der Backform verteilen. 8 Minuten backen, bis der Boden zu bräunen beginnt. Aus dem Ofen nehmen und abkühlen lassen. In der Zwischenzeit den Belag zubereiten.

Das Fruchtfleisch aus den Kürbishälften herauslöffeln – es sollten ungefähr 600 g sein. Mit den übrigen Zutaten für den Belag in die ausgewaschene Küchenmaschine geben und glatt mixen. Die Mischung durch ein Sieb streichen und dann gleichmäßig auf dem Kuchenboden verteilen.

25–30 Minuten backen, bis der Belag nicht mehr flüssig ist. Auskühlen lassen und dann im Kühlschrank fest werden lassen. In 16 Stücke schneiden und servieren.

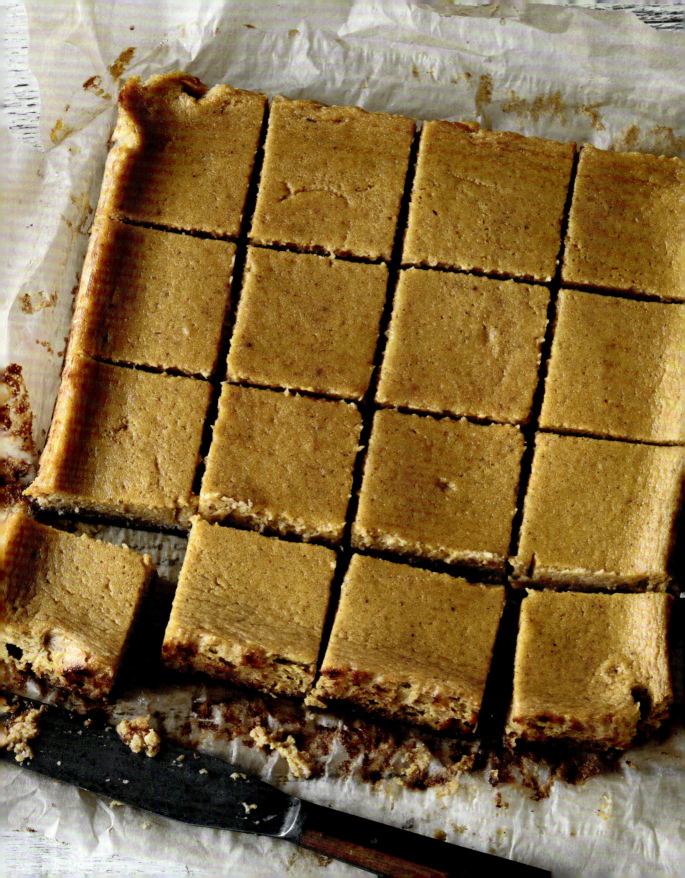

Apfelkuchen mit Mandeln und Zimt

Ergibt 12 Stücke

4 Dessertäpfel

Saft von ½ Zitrone

100 g Sultaninen, recht fein gehackt

2 EL Wasser

4 große Eiweiß

2 EL Ahornsirup

50 g Vollkornweizenmehl

100 g gemahlene Mandeln

1 TL Zimt

1 TL Backpulver

2 EL Sonnenblumenöl

Dieser leichte Kuchen wird mit Ahornsirup-Baiser zubereitet, damit er schön luftig ist. Indem man den Kuchen beim Abkühlen in ein Küchentuch einschlägt, bleibt er köstlich saftig.

Den Backofen auf 180 °C vorheizen. Eine 18-cm-Springform leicht einfetten und mit Backpapier auslegen.

Die Äpfel schälen und drei von ihnen in ungefähr gleich große Stücke hacken. Den vierten Apfel vierteln, entkernen und in dünne Scheiben schneiden. Alle Äpfel mit Zitronensaft besprenkeln.

Die gehackten Äpfel mit Sultaninen und Wasser in einen Topf geben und unter regelmäßigem Rühren bei schwacher bis mittlerer Hitze 10–15 Minuten köcheln lassen, bis sie recht weich sind. Die Mischung in eine Schüssel geben und abkühlen lassen.

Das Eiweiß in einer sauberen Schüssel schaumig schlagen. Den Ahornsirup darüberträufeln und dann steif schlagen.

Mehl, gemahlene Mandeln, Zimt und Backpulver zusammen über den Eischnee sieben, dann verbliebene größere Kleie- und Mandelstücke aus dem Sieb hinzugeben. Die Mehlmischung vorsichtig mit dem Küchenspatel oder einem Metalllöffel unter den Eischnee ziehen. Dann die abgekühlten Früchte unterheben.

Den Teig in die vorbereitete Springform füllen und die Oberfläche vorsichtig glatt streichen. Die Apfelscheiben kreisförmig darauf anrichten. Im Backofen 30–35 Minuten backen, bis der Kuchen goldbraun ist und an einem in die Mitte gestochenen Zahnstocher kein Teig mehr klebt.

Den Kuchen 10 Minuten in der Form abkühlen lassen, dann aus der Form lösen, in ein sauberes Küchentuch einschlagen und weiter abkühlen lassen. Warm oder zimmerwarm servieren. Der abgekühlte Kuchen hält sich in einem luftdicht schließenden Behälter im Kühlschrank 2–3 Tage.

Fünfmal Trockenobst

Da die Brustkrebsbehandlung häufig den Geschmackssinn verändert, meiden viele Patientinnen hinterher frisches Obst aufgrund seiner Säure. Trockenobst bietet da eine vielseitige Alternative. Es hat eine hohe Konzentration an Nährstoffen, wertvollen Mikronährstoffen, sekundären Pflanzenstoffen und Ballaststoffen. So lässt sich die Nährstoffaufnahme leicht steigern.

Schokoladen-Dattel-Trüffel
100 g entsteinte Medjoul-Datteln im Mixer mit 75 g Kokosraspeln, 75 g gemahlenen Mandeln, 4 EL Kakaopulver und 1 EL zerlassenem Kokosöl zu einem Teig vermengen. Zu 16 Kugeln formen und bis zu 4 Tage im Kühlschrank aufbewahren.

Früchteriegel
Eine quadratische 23-cm-Kuchenform mit Backpapier auslegen. 100 g getrocknete Feigen, 100 g getrocknete Aprikosen, 1 EL zerlassenes Kokosöl und 100 g Cashewkerne glatt mixen und auf dem Boden der Form verteilen. 2 Stunden im Kühlschrank fest werden lassen, dann in 16 Riegel schneiden.

Aprikosenmousse
200 g ungeschwefelte Trockenaprikosen in einer Schüssel mit 300 ml kochendem Wasser bedecken und 30 Minuten quellen lassen. Im Mixer glatt pürieren und dann Kuchen, Joghurt oder auch Salatdressings damit süßen.

Röstgemüse mit Cranberrys
Möhren, Pastinaken und Sellerie in ein wenig Olivenöl rösten. Vor dem Servieren mit 1 Löffel getrockneter Cranberrys bestreuen.

Pflaumen-Porridge
Aus 50 g Haferflocken und 250–300 ml Milch ein Porridge kochen. Nach Belieben länger ziehen lassen. Mit einer Prise Zimt würzen. Drei Pflaumen grob hacken, in das Porridge rühren und warm servieren.

Getränke

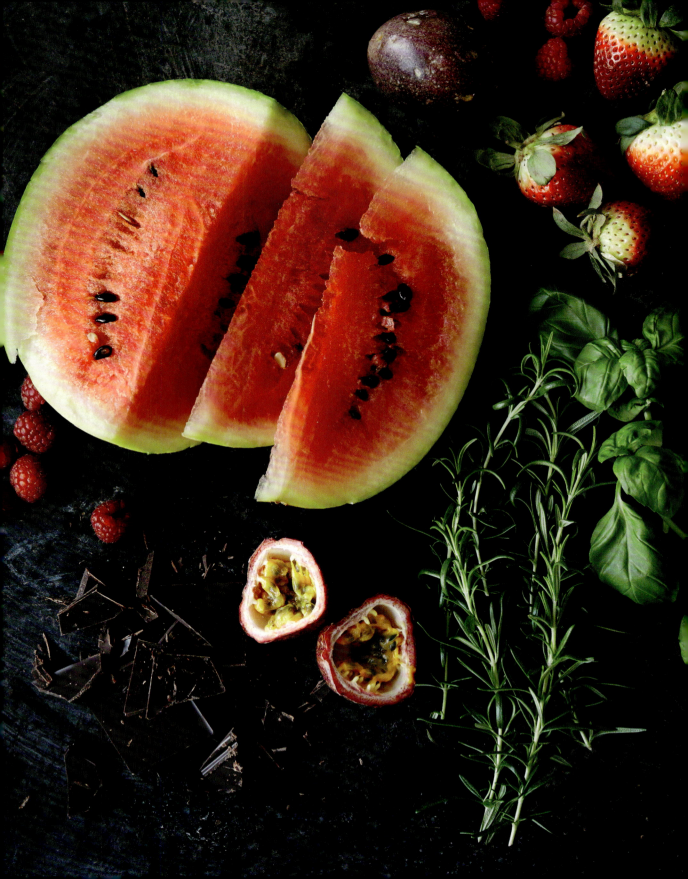

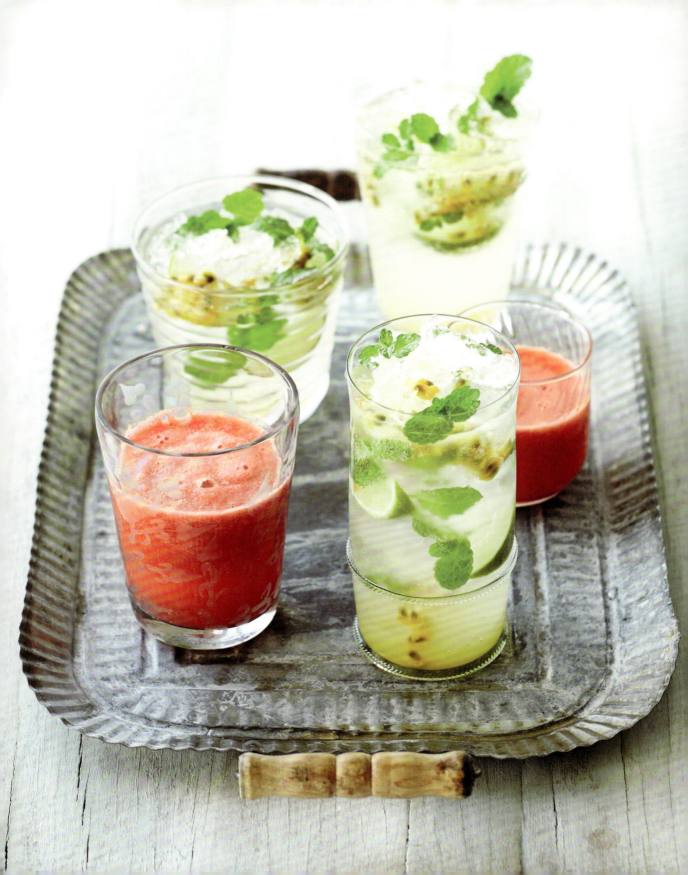

Maracuja-Minze-Cooler

Für 2 Personen

1 Maracuja

½ Limette, in Spalten geschnitten

2 EL Minzeblätter

Mineralwasser zum Aufgießen

zerstoßenes Eis zum Servieren

Dieser erfrischende Sommerdrink bringt an heißen Sommerabenden willkommene Abkühlung.

Die Maracuja halbieren, das Fruchtfleisch mit den Samen herauslöffeln und in einen Messbecher geben. Limettenspalten und Minzeblätter hinzugeben und mit einem Holzlöffel alles leicht zerstoßen.

Zwei Gläser bis zur Hälfte mit zerstoßenem Eis füllen und ein wenig der Fruchtmasse daraufgeben. Mit Mineralwasser aufgießen, umrühren und servieren.

Wassermelonen-Ingwer-Saft mit Zitrone

Für 4 Personen

750 g Fruchtfleisch einer Wassermelone, in Würfel geschnitten

1 cm großes Stück Ingwer, geschält

Saft von 1 Zitrone

Eiswürfel zum Servieren

Die milde Schärfe des Ingwers und die Säure der Zitrone bieten einen schönen Kontrapunkt zur Süße der Wassermelone.

Wassermelone, Ingwer und Zitronensaft im Mixer gründlich pürieren. Die Wassermelonenkerne müssen nicht entfernt werden, da sie einfach mit zerkleinert werden. Wer es bevorzugt, kann den Saft vor dem Servieren durch ein Sieb gießen. Den Saft auf Eis servieren.

Zitronengras-Ingwer-Limetten-Tee

Für 2 Personen

1 Zitronengrasstängel

1 cm großes Stück Ingwer, geschält und in Scheiben geschnitten

½ Limette, in Spalten geschnitten

600 ml kochendes Wasser

Dieser wunderbar aromatische und reinigende Drink ist perfekt, um den Tag frisch zu beginnen.

Das Zitronengras mit dem Messerrücken weich klopfen und längs halbieren. Zitronengras, Ingwer und Limette auf 2 große Becher verteilen und mit dem kochenden Wasser übergießen. 3–5 Minuten ziehen lassen, dann trinken.

Maya-Trinkschokolade

Für 2 Personen

50 g hochwertige Zartbitterschokolade (mindestens 60 % Kakaogehalt), in kleine Stücke gehackt

½ TL Zimt

500 ml ungesüßte Mandelmilch

Dieser reichhaltige Drink kombiniert köstliche dunkle Schokolade mit warmem Zimtgeschmack. Die Mandelmilch gibt eine zusätzliche nussige Note.

Schokolade, Zimt und Mandelmilch bei schwacher bis mittlerer Hitze in einem Topf erhitzen. Rühren, bis die Schokolade geschmolzen und die Milch heiß und schaumig ist. In großen Bechern servieren.

Fünfmal *aromatisiertes* Wasser

Obwohl es vermutlich mit der wichtigste Teil unserer Ernährung ist, trinken die meisten Menschen zu wenig. Seien Sie schlau und versorgen Sie Ihr Gehirn (das zu 75 % aus Wasser besteht) statt mit koffeinhaltigen Getränken und Fruchtsäften mit einem dieser erfrischenden aromatisierten Wasser.

Gurken-Minze-Wasser
Für 2 Personen.
¼ Salatgurke klein schneiden und auf 2 Gläser verteilen. 2 EL Minzeblätter hinzugeben und leicht zerstoßen. Mit eiskaltem Mineralwasser übergießen und servieren.

Erdbeer-Basilikum-Wasser
Für 2 Personen.
100 g halbierte, geputzte Erdbeeren und 2 EL Basilikumblätter auf 2 große Gläser verteilen und mit dem Löffel leicht zerstoßen. Die Gläser zur Hälfte mit Eiswürfeln füllen und mit Mineralwasser auffüllen. Umrühren und servieren.

Zitrus-Rosmarin-Wasser
Für 4 Personen.
3 leicht angedrückte Rosmarinzweige, 1 in Scheiben geschnittene Orange und 1 in Scheiben geschnittene Zitrone in einen Krug geben und ihn zu zwei Dritteln mit Mineralwasser füllen. Umrühren und 30 Minuten ziehen lassen. Mit Eiswürfeln auffüllen und servieren.

Apfel-Zimt-Tee
Für 2 Personen.
3 Dessertäpfel schälen, entkernen und schneiden. 8 Apfelscheiben mit ein wenig Zitronensaft beträufeln, damit sie nicht braun werden. Die restlichen Apfelscheiben in einem Topf mit 550 ml Wasser bedecken und eine Zimtstange hinzugeben. Bei mittlerer Hitze aufkochen und 10 Minuten köcheln lassen. Den Apfeltee in Becher abseihen und die restlichen Apfelscheiben hineingeben. Als Wintergetränk servieren.

Beeren-Eiswasser
1 Handvoll gemischter Beeren wie Erdbeeren, Heidelbeeren und Himbeeren auf 2 Schalen verteilen. Größere Fruchtstücke klein schneiden. Die eine Hälfte auf Eiswürfeltabletts verteilen, die andere Hälfte erst mit der Gabel klein drücken und dann ebenfalls in die Eiswürfeltabletts geben. Ausgetretenen Saft hinzugeben. Mit Wasser auffüllen und mindestens 2 Stunden einfrieren. Einige Beeren-Eiswürfel in Gläser geben und mit Mineralwasser aufgießen.

Bibliografie

Alle Quellen in englischer Sprache.

Diet and breast cancer, understanding risks and benefits Thomson CA.
Nutrition in Clinical Practice, Okt. 2012, 27(5), S. 636–650.

WHO, 2014 Cancer: Fact sheet N°297.
Erhältlich von der Weltgesundheitsorganisation WHO: who.int/mediacentre/factsheets/fs297/en

Modification in the diet can induce beneficial effects against breast cancer Aragón F, Perdigón G, de Moreno de LeBlanc A. World Journal of Clinical Oncology, Aug. 2014, 5(3), S. 455–464.

Significant changes in dietary intake and supplement use after breast cancer diagnosis in a UK multicentre study Velentzis LS, Keshtgar MR, Woodside JV, Leathem AJ, Titcomb A, Perkins KA *et al.* Breast Cancer Research and Treatment, Juli 2011, 128(2), S. 473–482.

Multi-professional management of patients with breast cancer Lewis M, Davies I, Cooper J. Erhältlich bei Cancer Research UK: cancerresearchuk.org

Breast and cervical cancer in 187 countries between 1980 and 2010: a systematic analysis Forouzanfar MH, Foreman KJ, Delossantos AM, Lozano R, Lopez AD, Murray CJ, Naghavi M. Lancet, Okt. 2011, 378(9801), S. 1461–1484.

The incidence of breast cancer: the global burden, public health considerations Forbes, JF. Seminars in Oncology, 1997, 24(1), S. 20–35.

Epidemiology of breast cancer: an environmental disease? Sasco AJ, APMIS, Mai 2001, 109, S. 321–32.

Cancer incidence in five continents Perkins DM. International Agency for Research on Cancer, Scientific Publication 1997, 7, S. 1–1240.

Estimates of worldwide burden of cancer in 2008 GLOBOCAN 2008 International. Ferlay J, Shin HR, Bray F, Forman D, Mathers C, Parkin DM. Journal of Cancer, Dez. 2010, 127, S. 2893–2917.

Adherence to the Mediterranean diet and risk of breast cancer The European prospective investigation into cancer and nutrition cohort study. Buckland G, Travier N, Cottet V *et al.* International Journal of Cancer, Juni 2013, 132(12), S. 2918–2927.

Diet and breast cancer: a systematic review Mourouti N, Kontogianni MD, Papavagelis C, Panagiotakos DB. International Journal of Food Sciences and Nutrition, Feb. 2015, S. 1–42.

Food, nutrition, physical activity and the prevention of cancer: a global perspective Washington DC. World Cancer Research Fund, American Institute for Cancer Research (AICR). AICR, 2007.

Physical activity and risk of breast cancer overall and by hormone receptor status The European prospective investigation into cancer and nutrition. Steindorf K, Ritte R, Eomois PP, Lukanova A *et al.* International Journal of Cancer, April 2013, 132(7), S. 1667–1678.

Physical activity and health: a report of the Surgeon General US Dept of Health and Human Services, Centers for Disease Control and Prevention, National Center for Chronic Disease Prevention and Health Promotion, 1996.

Body mass index and survival in women with breast cancer-systematic literature review and meta-analysis of 82 follow-up studies Chan DS, Vieira AR, Aune D, Bandera EV, Greenwood DC, McTiernan A *et al.* Annals of Oncology, Okt. 2014, 10, S. 1901–1914.

Weight change in middle adulthood and breast cancer risk The EPICPANACEA study. Emaus MJ, Van Gils CH, Bakker MF, Bisschop CN *et al.* International Journal of Cancer, Dez. 2014, 135(12), S. 2887–2899.

Effect of obesity and other lifestyle factors on mortality in women with breast cancer Prospective Analysis of Case-control studies on Environmental factors and health (PACE) study group. Maso LD, Zucchett A, Talamini R, Serraino D, Stocco CF, Marina Vercelli *et al.* International Journal of Cancer, Nov. 2008, 123(9), S. 2188–2194.

Links between alcohol consumption and breast cancer: a look at the evidence Liu Y, Nguyen N, Colditz GA. Women's Health (London England), Jan. 2015, 11(1), S. 65–77.

Alcohol consumption and breast cancer survival: a meta-analysis of cohort studies Gou YJ, Xie DX, Yang KH, Liu YL, Zhang JH, Li B, He XD. Asian Pacific Journal of Cancer Prevention, 2013, 14(8), S. 478–490.

Breast cancer survival in African American women: Is alcohol consumption a prognostic indicator? Paige A, McDonald PA, Williams R, Dawkins F, Adams-Campbell Ll. Cancer Causes & Control, Aug. 2002, 13, S. 543–549.

Moderate alcohol consumption during adult life, drinking patterns and breast cancer risk Chen WY, Rosner B, Hankinson SE, Colditz GA, Willett WC. Journal of the American Medical Association, Nov. 2011, 306, S. 1920–1921

Case-control study of phytoestrogens and breast cancer Ingram D, Sanders K, Kolybaba M,

Nützliche Websites

Lopez D. Lancet, Okt. 1997, 350, S. 990–994.

Urinary phytoestrogen excretion and breast cancer risk among Chinese women in Shanghai Dai Q, Franke AA, Jin F, Shu XO, Cluster LJ, Cheng J et al. Cancer Epidemiology Biomarkers and Prevention, Sep. 2002, 11, S. 815–821.

The DietCompLyf study: a prospective cohort study of breast cancer survival and phytoestrogen consumption Swann R, Perkins KA, Velentzis LS, Ciria C, Dutton SJ, Dwek MV et al. Maturitas, Juli 2013, 75(3), S. 232–240.

Dietary lignan intakes in relation to survival among women with breast cancer: the Western New York exposures and breast cancer study McCann SE, Thompson LU, Nie J et al. Breast Cancer Research and Treatment, Juli 2010, 122, S. 229–235.

Soy food intake and breast cancer survival Shu XO, Zheng Y, Cai H et al. Journal of the American Medical Association, Dez. 2009, 302, S. 2437–2443.

Differential influence of dietary soy intake on the risk of breast cancer recurrence related to HER2 status Woo HD, Park KS, Ro J, Kim J. Nutrition and Cancer, Jan. 2012, 64, S. 198–205.

Phytoestrogens and prevention of breast cancer: the contentious debate Bilal I, Chowdhury A, Davidson J, Whitehead S. World Journal of Clinical Oncology, Okt. 2014, 5(4), S. 705–712.

Soy food consumption and breast cancer prognosis Cancer Epidemiology Biomarkers and Prevention Caan BJ, Natarajan L, Parker B, Gold EB, Thomson C, Newman V et al. Feb. 2011, 20(5), S. 854–858.

Intake of dairy products, calcium and vitamin D and risk of breast cancer Shin MH, Holmes MD, Hankinson SE, Wu K, Colditz GA, Willett WC. Journal of the National Cancer Institute, Sep. 2002, 94(17), S. 1301–1311.

Intakes of calcium and vitamin D and breast cancer risk in women Lin J, Manson JE, Lee IM, Cook NR, Buring JE, Zhang SM. Archives of International Medicine, Mai 2007, 167(10), S. 1050–1059.

Major food sources of calories, added sugars and saturated fats and their contribution to essential nutrient intakes in the US diet Huth et al. Nutrition Journal 2013, 12, S. 116. www.nutritionj.com/content/12/1/116

Effects of dietary fatty acid composition from a high fat meal on satiety Kozimor A et al. Appetite, Okt. 2013, 69, S. 39–45. www.ncbi.nlm.nih.gov/pubmed/23688821

Plasma free 25-hydroxyvitamin D, vitamin D binding protein, and risk of breast cancer The Nurses' Health Study II. Wang J, Eliassen H, Spiegelman D, Willett WC, Hankinson SE. Cancer Causes Control, April 2014, 25(7), S. 819–827

Consumption of Antioxidant-Rich Beverages and Risk for Breast Cancer in French Women Hirvonen T, Mennen LI, de Bree A, Castetbon K, Galan P, Bertrais S et al. Annals of Epidemiology, Juli 2006, 16, S. 503–508.

Post-diagnosis dietary factors and survival after invasive breast cancer Beasley JM, Newcomb PA, Trentham-Dietz A, Hampton JM, Andrew J. Bersch, Michael N et al. Breast Cancer Research and Treatment, Jan. 2011, 128(1), S. 229–236.

Nährstoffanalyse Alle Rezepte wurden mithilfe der Software NetWISP, Version 4, analysiert © 2006–2015 Tinuviel Software

Deutsches Krebsforschungszentrum
Allgemein:
www.krebsinformationsdienst.de/
Brustkrebsinformationen:
www.krebsinformationsdienst.de/
tumorarten/brustkrebs/index.
php
Ärzte und Krankenhäuser
Deutsches Konsortium Familiärer Brust- und Eierstockkrebs
http://www.konsortium-familiaerer-brustkrebs.de/
Deutsche Gesellschaft für Senologie
www.senologie.org/brustzentren/
Oncomap im Auftrag der Deutschen Krebsgesellschaft
www.oncomap.de
Psychosoziale Beratung
Trägerunabhängige Adressverzeichnisse des Krebsinformationsdienstes:
www.krebsinformationsdienst.de/
wegweiser/adressen/krebsberatungsstellen.php
https://www.krebsinformationsdienst.de/wegweiser/adressen/psychoonkologen.php
Suche nach Selbsthilfegruppen Betroffener
www.nakos.de
Frauenselbsthilfe nach Krebs e. V.
www.frauenselbsthilfe.de
Verzeichnis Kostenlose Broschüren zum Thema Brustkrebs des Krebsinformationsdienstes
www.krebsinformationsdienst.de/
wegweiser/broschueren/brustkrebs.php
Onko-Internetportal der Deutschen Krebsgesellschaft
www.krebsgesellschaft.de/basisinformationen-krebs/krebsarten/
brustkrebs.html
Brustkrebsinformationen der Berliner Charité
frauenklinik.charite.de/behandlung/
brustkrebs/

Verzeichnis der Rezepte

Frühstück

Ananas, Minze und Kokosmilch 39
Apfel-Zimt-Porridge 25
Avocado, Heidelbeeren, Spinat und Banane 39
Banane, Ingwer, Joghurt und Zitrone 39
Bananenbrot-Muffins 35
Birchermüsli mit Äpfeln & Heidelbeeren 23
Blaubeer-Buchweizen-Pfannkuchen 38
Fünf Mal Smoothies 39
Gebackene Feta-Eier mit Tomaten, Kohl & Dukkah 31
Gekochtes Ei mit Nori-Spargelstangen 28
Hafer-Dinkel-Sodabrot 36
Himbeere, Apfel und Brunnenkresse 39
Mexikanische Frühstückseier 33
Müsli mit Trockenfrüchten, Mandeln & Sonnenblumenkernen 24
Rote Bete, Erdbeere und Orange 39
Quinoa-Leinsamen-Chia-Brot 34
Selbst gemachte Baked Beans auf Toast 30
Tropischer Frühstückssalat 27

Suppen

Asiatische Miso-Brühe mit Champignons 44
Blumenkohl-Knoblauch-Suppe 52
Frühlingssuppe mit Quinoa 47
Fünf Mal Nüsse und Samen 59
Geröstete Soja-Mandeln und Sesamsamen 59
Hanfsamen-Leinsamen-Sonnenblumen-Mix 59
Italienische Bohnensuppe mit Basilikum-Petersilien-Pesto 58
Kalte Erbsensuppe mit Minze und Zitrone 42
Kürbis-Erdnuss-Suppe 45
Meeresfrüchtesuppe mit Safran und Fenchel 55
Paprika-Sonnenblumenkerne 59
Pastinaken-Apfel-Ingwer-Suppe 49
Pfeffer-Pekannüsse mit Ahornsirup 59
Pinienkern-Oregano-Tomaten-Mix 59
Selleriesuppe mit Rucola-Petersilien-Gremolata 50
Topinambur-Maronen-Suppe 53
Vietnamesische Hühnersuppe (Pho Ga) 56
Würzige Linsen-Tomaten-Suppe 48

Salate

Blumenkohlsalat mit Tahine-Dressing 71
Edamame-Erbsen-Salat mit Zitrone 65
Fattoush 73
Fenchelsalat mit Zitrusfrüchten 62
Fünf Mal Tomaten 81
Gazpacho-Salat 81
Geflügelsalat mit Mandarinen und Cashewkernen 77
Gegrillte Tomaten mit Balsamessig und Knoblauch 81
Geschmorte Tomaten mit Knoblauch und Thymian 81
Griechischer Salat mit Wassermelone 74
Kürbis-Graupen-Salat 70
Linsen-Halloumi-Salat mit Zitrone und Knoblauch 80
Orientalischer Rote-Bete-Salat mit Grapefruit-Dressing 68
Schnelle Tomaten-Salsa 81
Spargel-Bohnen-Salat 67
Thailändischer Rindfleischsalat 78
Tomaten-Kräuter-Dressing 81
Zuckerschoten-Quinoa-Salat mit Pistazien 66

Fisch und Meeresfrüchte

Fisch-Pie mit Selleriehaube 95
Fisch-Tajine mit Kräuter-Bulgur 100
Fünf Mal Lachs 101
Gebackener Lachs mit Avocado-Radieschen-Salat 101
Gebackener Seeteufel mit Tomaten und Chicorée 97
Gegrillte Makrele mit Rote-Bete-Salat 87
Gegrillte Sardinen mit Salsa verde und Quinoa-Salat 88
Gegrillter Lachs mit Pfirsichen und Ingwer 101
Gegrillter Thunfisch mit Bohnenpüree und Tomaten-Salsa 89
Kabeljau mit Mandelkruste und Bohnen in Tomatensauce 96
Kabeljau mit Zucchini, Paprika und Safrankartoffeln 93
Kokos-Fisch-Curry mit Blumenkohlreis 99
Lachs in Sesamkruste mit Pak Choi 101
Lachssalat mit Erbsen und Bohnen 101
Lachsspieße mit Limetten-Ingwer-Butter 101
Muscheln in Limetten-Zitronengras-Kokos-Brühe 84
Seebarsch en papillote mit Pfannengemüse 90
Zitronen-Mandel-Forelle mit neuen Kartoffeln und Meeresgemüse 92

Fleisch und Geflügel

Fünf Mal Hähnchenbrust 121
Geröstetes Kokos-Limetten-Hähnchen 121
Geschmortes Rindfleisch mit Datteln und Kichererbsen 113
Harissa-Lamm mit Grillgemüse und Tahine-Dressing 114
Hähnchen mit Zitronen-Thymian-Pinienkern-Kruste 121
Hähnchen-Saltimbocca 121
Hähncheneintopf mit gedünstetem Salat und Erbsen 108
Hirsch-Maronen-Schmortopf mit Perlgraupen 120
Italienisches Grillhähnchen 121
Lammfilet mit Pistazienkruste und Paprikasalat 116
Lammleber mit Salbei und Wildpilzen 117
Paprikahähnchen mit Süßkartoffeln und rotem Krautsalat 110
Puten-Graupen-Risotto mit Estragon 107
Schweinefilet mit Sellerie, Edamame und Gremolata 119
Sesam-Rinder-Spieße mit buntem Pfannengemüse 111
Süß glasierte Hähnchen-Frühlingszwiebel-Spieße 121
Thai-Salat-Schiffchen mit Pute 105
Warmer Hähnchenlebersalat 106

Vegetarisches

Erbsen-Kokos-Dhal mit Möhren-Koriander-Salat 131
Fünf Mal Blattgemüse 143
Gebackener Blumenkohl mit Mandeln 139
Gebackener Grünkohl mit Parmesan 143
Gebratener Wirsing mit Mandeln 143
Gemüsepfanne mit Okra, Aubergine und Tomaten 140
Geschmorter Chicorée und Fenchel 142
Ingwer-Tempeh-Spieße mit Soba-Nudel-Salat 126
Imam bayildi mit Zaziki und Dinkel-Fladenbrot 125
Japanischer Mangold 143
Pochiertes Ei auf Zatar-Grünkohl mit Mandelhummus 138
Safran-Pilaf mit Frühlingsgemüse 132
Schnelle Dinkel-Pizzen 136
Schnelle Frühlingssuppe 143
Spinat mit Knoblauch, Zitrone und Walnüssen 143
Süßkartoffel-Zuckerschoten-Curry mit gebratenem Blumenkohlreis 130
Zucchini-Puffer mit Erbsen und Feta 128
Zucchini-»Spaghetti« mit Grünkohl-Tomaten-Pesto 135

Süßes und Desserts

Ananas-Carpaccio mit Sternanis 151
Apfelkuchen mit Mandeln und Zimt 162
Aprikosenmousse 163
Bananen-Beeren-Eis 156
Beerensorbet mit Rosenwasser 159
Birnen-Brombeer-Crumble mit Hafer-Mandel-Streusel 148
Bratapfel mit Zimt, Feigen und Rosinen 150
Früchteriegel 163
Fünf Mal Trockenobst 163
Gebackene Pflaumen mit Pistazien 147
Kübis-Pie-Schnitten 160
Mango-Kokos-Limetten-Eis 157
Mousse au Chocolat mit Himbeeren 154
Pflaumen-Porridge 163
Pochierte Tee-Birnen mit warmer Schokoladensauce 153
Röstgemüse mit Cranberrys 163
Schokoladen-Dattel-Trüffel 163

Getränke

Apfel-Zimt-Tee 169
Beeren-Eiswasser 169
Erdbeer-Basilikum-Wasser 169
Fünf Mal aromatisiertes Wasser 169
Gurken-Minze-Wasser 169
Maracuja-Minze-Cooler 167
Maya-Trinkschokolade 168
Wassermelonen-Ingwer-Saft mit Zitrone 167
Zitronengras-Ingwer-Limetten-Tee 168
Zitrus-Rosmarin-Wasser 169

Fran Warde, Catherine Zabilowicz

Das große Ernährungsbuch bei Krebs

Mit 80 heilsamen Rezepten

Grundlagen der Krebsernährung und Rezepte in einem:
Die Ernährungswissenschaftlerin Catherine Zabilowicz
und die Köchin Fran Warde haben ein Ernährungsbuch
mit über 80 Rezepten speziell für Krebspatienten zusammengestellt.
Sie nehmen die Leser in allen Stadien der Erkrankung an die Hand –
von der Diagnose über die Behandlung bis zur Zeit danach.
Mit wichtigem Hintergrundwissen sowie konkreten Gerichten
zur Immunsystemstärkung, Entzündungshemmung,
Anregung des Appetits, Gewichtszunahme etc.
Ein besonders einfühlsames neues Standardwerk, das die Betroffenen mit
ihren Sorgen und Nöten abholt und ernst nimmt.

Warde/Zabilowicz
Das große Ernährungsbuch bei Krebs
ISBN 978-3-426-65811-6

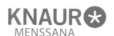

Stefanie Reeb, Thomas Leininger

Süß & gesund

Backen ohne Zucker, Laktose, Eier und Weizen

Du liebst Süßes, kannst aber weißen Zucker oder Kuhmilch nicht vertragen? Oder möchtest du einfach Kuchen und Kekse genießen, die nicht dick und süchtig, sondern schlank und glücklich machen? Dann ist das wellcuisine Backbuch genau das Richtige für dich.

Die Gesundheitsexpertin und leidenschaftliche Bäckerin Stefanie Reeb stellt über 60 gesunde und köstliche Alternativen von Muffins, Cookies und Tarten vor. Vegane Patisserie im Einklang mit der Natur und ihren Jahreszeiten. So schmeckt der Frühling nach Freude und süßsaurer Rhabarbertorte. Der Sommer nach Fülle und saftigen Pfirsichen. Der Herbst nach Liebe und Früchtebrot. Und der Winter nach Heimat mit Marzipankartoffeln.

Mit Infokästen zur Heilwirkung der Lebensmittel und Steigerung des Wohlbefindens!

»Begeistert von regionalen Nahrungsmitteln, inspiriert von internationalen Gerichten und stets auf Geschmack, Gesundheit und Wohlergehen bedacht zaubert Stefanie Reeb Köstlichkeiten auf den Teller« - Lebensweise

Reeb/Leininger
Süß & gesund
ISBN 978-3-426-67502-1

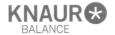

Widmung

»Ich danke allen meinen Brustkrebspatientinnen,
die mich zu diesem Buch inspiriert haben.«
M. Keshtgar

Die englische Originalausgabe erschien 2015 unter dem Titel
»The Breast Cancer Cookbook« by Quadrille Publishing Limited.

Die Angaben und Informationen in diesem Buch spiegeln die
professionelle Meinung des Autors wider, ersetzen jedoch keinesfalls die fachliche Beratung durch einen Arzt oder Apotheker und
dürfen nicht als Grundlage zur eigenständigen Diagnose und
Beginn, Änderung oder Beendigung einer Behandlung von Krankheiten verwendet werden. Konsultieren Sie bei gesundheitlichen
Fragen oder Beschwerden immer den Arzt Ihres Vertrauens. Der
Autor und der Verlag übernehmen keine Haftung für eventuelle
Schäden, die sich direkt oder indirekt durch unsachgemäße
Anwendung der hier vorgestellten Methoden und Rezepten
ergeben. Sie übernehmen auch keinerlei Verantwortung für
medizinische Forderungen.

Besuchen Sie uns im Internet: www.menssana.de

Deutsche Erstausgabe 2018
Text © 2015 Mohammed Keshtgar
© 2018 Knaur Verlag
Ein Imprint der Verlagsgruppe Droemer Knaur GmbH & Co. KG,
München. Alle Rechte vorbehalten. Das Werk darf – auch teilweise – nur mit Genehmigung des Verlags wiedergegeben werden.
Fotos: Jan Baldwin
Rezepte und Food Styling: Emily Jonzen
Styling: Rachel Dukes
Rezepte © 2015 Quadrille Publishing Limited
Design © 2015 Quadrille Publishing Limited
Redaktion: Anke Schenker
Covergestaltung: ZERO Werbeagentur, München
Coverabbildung: Jan Baldwin
Satz: Wilhelm Vornehm, München
Printed in China

ISBN 978-3-426-65819-2

1 2 3 4 5